AF200313

NAHRUNGSMITTEL-ÜBEREMPFINDLICHKEIT

DR. MED. F. ROHNER, M. ROHNER

NAHRUNGSMITTEL-ÜBEREMPFINDLICHKEIT

ALLERGIE UND INTOLERANZ
bei chronisch-allergischen und Autoimmunkrankheiten

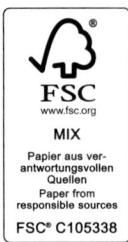

Bibliografische Information der Deutschen Nationalbibliothek:
Die Deutsche Nationalbibliothek verzeichnet diese Publikation
in der Deutschen Nationalbibliografie; detaillierte bibliografische
Daten sind im Internet über http://dnb.dnb.de abrufbar.

Satz, Umschlaggestaltung, Herstellung und Verlag:
BoD – Books on Demand, Norderstedt

ISBN: 978-3-7504-6545-9

Inhalt

Vorwort

Nahrungsmittelüberempfindlichkeit, als Oberbegriff für Allergien sowie nicht-allergische Intoleranzerscheinungen, repräsentiert einen bedeutenden Anteil unseres Krankengutes. Ausführliche Texte zu diesem Thema sind vorhanden, richten den Fokus jedoch oft (nur) auf akute allergische Reaktionen, wie z.B. eine Erdbeer- oder Nussallergie aus.

Im Gegensatz dazu befasst sich dieses Buch ausführlich mit chronischen allergischen und Intoleranzerscheinungen, deren Entstehung sowie möglichen Auswirkungen auf den menschlichen Organismus.

Dieser Aspekt einer Nahrungsmittelüberempfindlichkeit deckt ein weit größeres Panorama von Krankheiten ab, welche einen immunologischen Hintergrund aufweisen können. Beispiele sind das Reizdarmsyndrom, rheumatische, neurologische, psychiatrische und weitere im Inhaltsverzeichnis aufgeführten Krankheiten. Diese Erkrankungen werden oft als »idiopathisch« oder »multifaktoriell« klassifiziert, da die reale Ursache meist als unbekannt bezeichnet wird.
   Mit »multifaktoriell« sind verschiedene bekannte und unbekannte, teilweise schwer bewertbare Faktoren gemeint, z.B. werden klimatische Einflüsse erwähnt, weiterhin mögliche Mangelerscheinungen auf Grund ausgelaugter Ackerböden (Magnesium-Selen-Mangel?) sowie subklinische Herdinfektionen (Zahnpathologie etc.). Ein neues Forschungsgebiet befasst sich mit der Bedeutung der Darmflora, welche eine Schlüsselposition in vielen der hier nachträglich behandelten Krankheiten einnehmen könnte.

Im Folgenden wird jedoch die Auffassung vertreten, dass in einer nicht unerheblichen Anzahl von Fällen die Ursache in einer »chronisch-allergischen« oder »Intoleranz«-Reaktion auf Nahrungsmittel zu suchen sein könnte. Dies belegen während mehreren Jahrzehnten verfasste medizinische Publikationen. Auffinden und Ausschluss der verantwortlichen Nahrungsmittel könnte somit zu einer Besserung oder gar zur Heilung führen.

Der Anstoß für dieses Interessengebiet entstand vor mehr als 30 Jahren durch einen Fall einer Patientin, welche an einer Pustulosis-Palmoplantaris, eine Schwestererkrankung der Schuppenflechte erkrankt war. Systemische und topische Kortisonbehandlungen und andere immunsuppressive Therapien sind der heutige Goldstandard. Allerdings sind diese Medikamente teils sehr teuer und mit Langzeitkomplikationen behaftet.

Durch reinen Zufall erwies sich doch, dass das kurze Wort GLUTEN die Lösung war. Nach einer Umstellung auf eine glutenfreie Diät kam es zu einer vollständigen und permanenten Remission der Hautkrankheit. Weitere Hinweise, dass es sich um eine echte Zöliakie handeln könnte, war das spätere Auftreten von typischen glutenassoziierten Komplikationen wie einer Thyreotoxikose sowie einem Diabetes Mellitus Typ 1 (LADA). Jahre später erkrankte der Sohn dieser Patienten an diffusen Hautpigmentstörungen und noch ernsthafter an zunehmenden neuromuskulären Degenerationserscheinungen sowie fokalen epileptischen Anfällen. Durch die Erfahrung mit dem ersten Fall belehrt, führte auch hier eine Umstellung auf eine glutenfreie Diät zu einer vollständigen Remission.

Sowohl Mutter als Sohn hatten keine für eine Zöliakie typischen Darmsymptome; bei beiden hatten willkürliche oder unwillkürliche Diätabweichungen unmittelbare Folgen mit Wiederauftreten der initialen Beschwerden.

Diese unerwartete Erfahrungen waren ein »Aha-Erlebnis« und der Schlüssel für den Zugang zu einer für uns bisher unbekannten Welt einer ernährungsbedingten Krankheitsentstehung. Offiziell war die Zöliakie für einen ausgebildeten Pädiater ja v.a. eine Kinderkrankheit mit gastrointestinalen Symptomen und einer relativ unbedeutenden Häufigkeit von 1 % in einer Allgemeinpopulation.

Wertvolle Hilfe für diese nun langjährige Auseinandersetzung mit diesem Thema waren einige zu dieser Zeit publizierte wegleitende Studien. Aus einem im »Lancet« publizierten Artikel mit dem Titel »Is the coeliac disease cause of various associated diseases?« ging hervor, das Gluten nicht nur ein assoziativer Faktor war, sondern das eigentliche verursachende Antigen bei der Entstehung von etlichen Erkrankungen sein könnte.

Unsere nachfolgende intensive Literaturrecherche konnte dies weitgehend bestätigen. Es wurde deutlich, dass sich die Zöliakie vor allem bei Erwachsenen weit häufiger als verborgen oder »kryptisch« manifestiert als die bekannte Form der klassischen Zöliakie, mit den intestinalen Symptomen. Dies ist *das erste wichtige Fazit*.

Es ist nunmehr nicht übertrieben zu behaupten, dass bei einer Vielzahl der im Titel dieses Buches aufgeführten Krankheiten, wie z.B. einer Anämie, einer Osteoporose, internmedizinischen, neurologischen und neuropsychiatrischen Erkrankungen, Gluten als eigentlicher Verursacher sich dahinter evtl. verbergen könnte. Deshalb würden diese Krankheitsentitäten eine Reevaluation verdienen. Dieser Aspekt wird vom »Mainstream« des medizinischen Kollektivs vielleicht unterschätzt.

Eine weitere wichtige (und heute vergessene) Publikation zu seiner Zeit im »Lancet« war eine Studie des pädiatrischen Immunologen Soothill aus London über (in diesem Buch später ausführlich behandelte) Migräne, bei welcher er die üblichen akademischen und formalistischen Begriffe wie »Ist das eine Allergie oder eine andere Nahrungsmittelunverträglichkeit?« über den Haufen warf. Die Patienten wurden initial auf eine oligoantigene Diät gestellt. Dabei verschwand überraschenderweise nicht nur die Migräne, sondern verschiedene üblicherweise nicht mit Nahrungsmitteln assoziierte Symptome, u.a. epileptische Anfälle, rheumatische sowie neuropsychiatrische Beschwerden.

Darüber hinaus erschien deutlich, dass nicht nur Gluten und Milchprodukte, sondern eine Vielfalt – mehr als zwanzig – andere Nahrungsmittel als Verursacher in Frage kommen könnte. Deshalb ist das in der üblichen Allergologie angewendete Exklusionsverfahren irreführend und muss daher als fraglich bzw. als eine Illusion bei diesen nahrungsmittelinduzierten Erkrankungen bezeichnet werden.

Dies ist *das zweite wichtige Fazit.*

Klinische Diätstudien ohne gleichzeitige Untersuchung stützender oder negativ ausfallender Laborparameter sind mit einem deutlichen Nachteil behaftet. In dieser Hinsicht kann man eine Studie über vegetarisch ernährten Rheumapatienten zitieren. Bei 12 Patienten erfolgte eine klinische Besserung unter einer Fastenperiode und gleichzeitig normalisierte sich ein dünndarmspezifischer Resorptionstest (PEG), um bei Wiederaufnahme der vorbestandenen vegetarischen Diät wieder pathologisch auszufallen. Dieses Beispiel zeigt, dass eine eindeutige Qualitätsverbesserung erzielt werden kann, wenn man bei Durchführung von Diätversuchen jeweils gastroenterologische Parameter (z.B. PEG, Folat, Eisen etc.) miteinbezieht.

Mit der Annahme, dass es sich hier um einen zöliakieähnlichen pathophysiologischen Mechanismus handelt, könnte bei einer Reihe von »idiopathischen«, heute in unterschiedlichen Abteilungen innerhalb der Medizin untergebrachten und ohne offensichtlichen Zusammenhang unter sich stehenden Krankheitsbildern künftig doch ein gemeinsamer Nenner bzw. ein weitgehend identischer Hintergrund gefunden werden.

Die Zöliakie ist ja der Prototyp für eine allgemein anerkannte nahrungsbedingte Erkrankung, bei welcher die Ursache, die noch nicht genau erforschten Mechanismen einer Antigeneinwirkung auf das »innere Milieu« und schlussendlich die möglichen multiplen klinischen Endeffekte bekannt sind.

Die Plausibilität dieser Hypothese wird sowohl aus älteren Studien wie aus neuen Publikationen ersichtlich. Neuerdings hat sich am Beispiel des pädiatrischen nephrotischen Syndroms erwiesen, dass es in der Mehrzahl (sechs von acht) untersuchten Fällen mit einer u.a. glutenfreien Diät zu einer vollständigen Remission kam. Ein anderes, als Revolution zu bewertendes Beispiel sind neulich beschriebene Krankheitsfälle von Diabetes Typ 1, bei denen eine glutenfreie Ernährung zu einer Regression des Krankheitsgeschehens führte. Dies unabhängig vom Ausfall der üblichen serologischen glutenbeweisenden Labortests. (Der Unterzeichnete hatte schon 1993 eine

Arbeit mit dem Titel »Coeliac disease, valid pathophysiologic model in studying chronic-allergic and autoimmun diseases; etiology of the diabetes Type 1« eingereicht.)

Dieses Buch richtet sich im Wesentlichen an zwei Leserkategorien. Für den praktisch tätigen Arzt oder Therapeuten sollte es ein möglichst einwandfreies pathophysiologisches Modell als Arbeitsunterlage liefern, mit der Möglichkeit, welche das Internet heute bietet, eigene Erfahrungen und Kenntnisse weiter auszubauen. Im Laufe der Zeit wurde der Text jedoch so formuliert, dass er für einen weiteren interessierten Leserkreis geeignet sein könnte. Betroffene Patienten können dieses Buch individuell als Nachschlagewerk benützen. Für das tiefere Verständnis gewisser Zusammenhänge ist jedoch auch die Lektüre des ersten allgemeinen Teils zu empfehlen.

Wohl ist die Mehrzahl der Bevölkerung verschont von den hier aufgeführten Erkrankungen, doch weisen ungefähr 30–40 % einer nordwesteuropäischen Gesellschaft ein genetisch bedingtes Potential für eine mögliche Entwicklung dieser chronisch-allergischen Krankheiten auf.
   Es liegt den Autoren fern anzunehmen, dass allen Patienten geholfen werden könnte und alle erwähnten Symptommanifestationen auf solche allergische und Intoleranzmechanismen zurückzuführen sind.

Selbstverständlich können auch viele andere Ursachenfaktoren in Betracht kommen. Andererseits weist die Pharmaindustrie große Fortschritte auf und ist oft in der Lage, eine echte Alternative mit einer medikamentösen Behandlung anzubieten, welche einfacher, aber auch komplikationsreicher und teurer zu stehen kommen kann.

Man kann trotzdem schon vorwegnehmen, dass mit dem Beispiel der Schuppenflechte mindestens 10–40 % der Patienten mit einem Getreideproduktverzicht eine wesentliche Besserung erfahren könnten. Dies belegen später in diesem Text angeführte Literaturangaben eindeutig.
   Allein für die Bundesrepublik bedeutet dieses Fazit in Zahlen, dass weit mehr als eine Million betroffener Patienten eine bedeutende Verbesserung

ihrer Lebensqualität haben könnten; nicht zu reden von bedeutenden Einsparungen im staatlichen Gesundheitsbudget.

Die Auffassung, dass unsere Grundnahrungsmittel, wie Getreide- und Milchprodukte, einen wesentlichen Anteil an der Entstehung verschiedener chronisch-allergischen und Autoimmunkrankheiten haben, erschien bis vor kurzem recht unrealistisch. Jedoch ist in den letzten Jahren ein Umdenken in dieser Frage erfolgt, nicht zuletzt auf Grund anthropologischer Argumente. Diese besagen, dass ca. 90 % unserer aktuellen Lebensmittel erst seit ungefähr 10 000 Jahren in unser Ernährungsarsenal eingeführt wurden, was eine allzu kurze Zeit darstellt, um dem Immunsystem die Möglichkeit einer Adaptation zu erlauben. In dieser Hinsicht empfiehlt sich die Lektüre von Physiologieprofessor Loren Cordains »Cereal grains: Humanity's double-edged sword«. Er weist auf die Folgen unserer heutigen Ernährungsgewohnheiten hin, für welche wir genetisch nicht angepasst sind.

Das Buch widerspiegelt die diesbezügliche Forschung in den letzten 30 Jahren. Sowohl ältere epochemachende klinische Untersuchungen über den Zusammenhang von Nahrungsmitteln und spezifischen Krankheiten als auch neueste Erkenntnisse über die Bedeutung der Darmflora wurden berücksichtigt.

Für die wertvolle Hilfe unserer Söhne Andreas Rohner und Jean-Christophe Rohner mit u.a. Textverfassung, Layout und Tabellen sowie für das grammatikalische Korrekturlesen von Esti Dürrenberger möchten wir uns an dieser Stelle besonders bedanken.

Francois Rohner
Marianne Rohner

1. Einleitung

Eine eventuelle Beziehung zwischen Ernährungsgewohnheiten und Gesunderhaltung oder Krankheit ist ein permanent aktuelles Thema und kann verschiedene Aspekte aufweisen. Am offensichtlichsten ist die Relation zwischen Input und Output, d.h. eine rein rechnerische Bilanz in Kalorien gemessen, zwischen Einnahme und Ausgabe. Ein weiterer Faktor kann in einer Fehlverteilung zwischen den Hauptkomponenten unserer Ernährung, d.h. den jeweiligen Anteilen von Eiweiß, Fett und Kohlehydraten in der täglichen Kost liegen. Zu viel Fett bedeutet Einlagerungserscheinungen, zu viel Kohlehydrate bedingen eine chronische Insulinstimulierung mit all ihren Folgen.

Wie im Vorwort erwähnt, widmet sich das Thema dieses Buches einem anderen Sachverhalt. Es wird versucht, einen wissenschaftlich dokumentierten Nachweis zu erbringen, dass bei einer ausgewählten erblich belasteten Gruppe von Patienten eine Überempfindlichkeit gegen spezifische Nahrungsmittel bestehen könnte und eine damit verbundene Ursache bei einer Reihe von chronischen Krankheitsbildern darstellen könnte. Diese gelten jedoch meistens als »idiopathisch« bedingte Krankheiten, d.h. ohne bekannte Ursache.

Im Gegensatz zu diesem Standpunkt wird in diesem Buch die Behauptung vertreten, dass in einer nicht geringen Proportion diese Krankheitserscheinungen in Wirklichkeit auf einer im weitesten Sinne »allergischen« oder »Intoleranzreaktion« auf bestimmte Nahrungsmittel beruhen könnten. Diese könnten als fremd empfunden werden und Verteidigungsmechanismen hervorrufen, d.h. eine immunologische Reaktion. Eine Elimination eines oder evtl. mehrerer Nahrungsmittel – in diesem Zusammenhang Antigene benannt – könnte den Verlauf dieser Erkrankungen entschieden verändern, einen verminderten Medikamentenverbrauch und wesentliche Einsparungen im persönlichen und staatlichen Gesundheitsbudget bedeuten.

Beispiele sind Krankheiten wie das Reizdarmsyndrom, die Migräne, Erkrankungen aus dem rheumatischen Formenkreis, das atopische Asthma und die atopische Dermatitis, Psoriasis (Schuppenflechte) etc. Weiterhin gehören in dieses Kapitel chronische Müdigkeitserscheinungen, chronische unklare Anämien, Alopezien (Haarausfall), Osteoporose, Depressionszustände, Verhaltensstörungen wie Autismus und Schizophrenie, Hyperaktivitätssyndrome bei Jugendlichen usw.

Da diese Krankheitsbilder im Allgemeinen als idiopathisch bezeichnet werden, beschränkt sich deshalb heutzutage eine Behandlung auf weitgehend symptomatische Maßnahmen; dabei werden die Ursachen jedoch nicht behoben.

Dieses Buch baut sich im Wesentlichen auf folgende Punkte und Schritte auf:

1) Die in diesem Zusammenhang häufigsten Treffer, welche die offizielle medizinische Literatur dazu liefert, gelten dem in den Getreideprodukten vorkommenden Glutenmolekülkomplex, der im engsten Sinne für die Zöliakie verantwortlich ist. Dies erscheint prima vista erstaunlich, da Getreideprodukte und dessen Glutenanteil zu unseren »natürlichsten« Ernährungsquellen zählen. Dass diese »Natürlichkeit« nicht so vollumfänglich stimmt, geht vor allem aus der neuerdings aktualisierten Evolutionsbiologie hervor. Entsprechend dieser Erkenntnisse gehörten Getreide- und Milchprodukte nicht zu den Ernährungsgewohnheiten unter der einige hunderttausend Jahre dauernden Evolution des Homo sapiens. Sie wurden erstmals vor ca. 10 000 Jahren zusammen mit dem Übergang einer Jäger-Beerensammelkultur zu einer sesshaften Agrargesellschaft eingeführt. Über 90 % der heute konsumierten Nahrungsmittel gehörten unter der langen Evolution des Homo sapiens nicht zum Ernährungsarsenal.
Vor allem die Erwachsenenpathologie liefert Anhaltspunkte dafür, dass die Anzahl von glutenempfindlichen Patienten möglicherweise viel größer sein könnte als derjenigen, welche die bis heute ausschließlich anerkannten engen ESPGHAN[1]-Kriterien für das Vorliegen einer Zöliakie

---

1   ESPGHAN: European Society of Pediatric Gastroenterology Hepatology and Nutrition.

erfüllen. Diese Kriterien beinhalten folgende Punkte: gastrointestinale Symptome, Nachweis eines erhöhten Transglutaminaseantikörpertiter sowie eine Verbesserung unter einer glutenfreien Kost. Bei nur mäßiger Erhöhung eines Antikörpertiters muss eine Dünndarmbiopsie vorgenommen werden. Auch ein positiver Ausfall des HLA DQ2/8 ist erforderlich.

Im Gesamtbild geht aus den uns zur Verfügung stehenden und hier zitierten Literaturquellen hervor, dass Getreideprodukte, u.a. der Glutenmolekülkomplex und vielleicht auch die Milchprodukte, bei den hier abgehandelten immunologischen Krankheiten eine viel ausgeprägtere Position einnehmen als nur dem der Zöliakie entsprechenden kleinen und engen Diagnosenkomplex entsprechend der ESPGHAN-Definition. Ob Gluten oder die Lektine[2], wie u.a. WGA und ATI, welche u.a. in den Getreideprodukten potente Abwehrfaktoren darstellen, die wirklichen schädlichen Komponenten sind, kann mit den vorliegenden Kenntnissen nicht entschieden werden. Der hohe Gehalt an Phytinsäure, v.a. in den Vollkornprodukten, bewirkt eine verminderte Aufnahme von Kalzium, Magnesium, Eisen und Zink. Mit der Einnahme von Getreideprodukten werden nicht nur Gluten, sondern auch diese verschiedenen potentiell schädlichen Bestandteile wie z.B. WGA (Wheat Germ Agglutinin), ATI (Amylase Trypsin-Inhibitoren) sowie FODMAP-Komponenten (Fermentable-Oligo-Disaccharid-Momo und Polyole), welche u.a. in den Getreideprodukten enthalten sind, eingenommen. Dies ist zu berücksichtigen, wenn bei entsprechenden Symptomen eine Glutenserologie negativ ausfällt und eine glutenfreie Diät trotzdem erfolgreich ist, was bei dem später beschriebenen und neu aufgekommenen Diagnosenkomplex der NCGS (Non Coeliac Gluten-Sensitivity) oder GS (Gluten Sensitivity) der Fall sein könnte. Die universelle einseitige Ausbreitung des Getreidekonsums muss als einer der heißesten Kandidaten für mögliche Schadwirkungen an der Dünndarmschleimhaut gelten. Nicht umsonst ist das Gluten als latentes Gift in unserer Ernährung bezeichnet worden. Somit könnte, wie hier nachträglich untersucht werden wird, der Pool glutenempfindlicher

---

2 Lektine: Pflanzliche bioaktive Schutzstoffe mit starker Bindungstendenz an menschliche Gewebsstrukturen (z.B. Nierengewebe, Darmschleimhaut, etc.).

Patienten sich als viel größer erweisen als bis anhin angenommen wird. Darüber hinaus stellt Gluten ein Schlüsselantigen dar, welches als Wegbereiter für den Zutritt anderer Nahrungsmittelallergenen zum »inneren Milieu« verantwortlich sein könnte.

2) In einem weiteren Schritt soll gezeigt werden, dass entsprechend den Literaturquellen eine Assoziation zwischen Gluten und verschiedenen chronisch-allergischen und Autoimmunkrankheiten nachgewiesen ist, dies sowohl aus genetischen Gründen als auch von der klinischen Evidenz her. Dies ist eine *unumstrittene Tatsache*.

3) Im nächsten Schritt wird zu belegen versucht, dass in einigen Fällen Gluten nicht nur ein assoziierter Faktor ist, sondern dass er den eigentlichen Verursacher bei diesen Krankheiten darstellen kann. *Dieser Punkt ist umstritten* und hängt v.a. auch von der angewandten Diätsuchmethode ab.

4) Danach werden klinische Daten präsentiert, welche belegen, dass auch andere, nicht glutenenthaltende Nahrungsmitteleiweiße ebenso als Verursacher ähnlicher Erkrankungen in Frage kommen könnten.

5) Schlussendlich muss eine wichtige methodologische Eigenheit hervorgehoben werden. Diese chronischen immunologischen Erkrankungen folgen nicht einem »sofort«-allergischen Reaktionsmechanismus. Meist weisen sie einen verzögerten immunologischen Reaktionstyp auf. Bei einem verzögerten Vorgang treten Symptome erst spät ein und können deshalb nicht leicht auf ein eben eingenommenes Nahrungsmittel zurückgeführt werden. Dazu kommt – wie später hier beschrieben –, dass prinzipiell eine Vielzahl von Antigenen in Frage kommen können. Heute wird in der Allergologie oft die Methode einer »Eliminations«-Praxis angewendet. Diese stützt sich auf IgE/RAST/Hauttests und ist nur bei Sofortreaktionen anwendbar. Bei verzögerten immunologischen Mechanismen ist deshalb eine diametral verschiedene Untersuchungsmethode angebracht, welche initial die meisten vermuteten Antigene ausschließt. Anschließend wird versucht, Schritt für Schritt eine adäquate Diät aufzubauen.

6) Darüber hinaus ist es von Bedeutung, dass bei einer Abklärung von chronischen allergischen und autoimmunen Zuständen eine *allergologische* Untersuchung (inklusive Zöliakieserologie) mit einer *gastroenterologischen* Abklärung gepaart wird, da gewisse Nahrungsmittel – vor allem Getreide- und Milchprodukte – direkte Schadwirkungen auf die Dünndarmschleimhaut ausüben können. Dieser Sachverhalt kann indirekt durch Bestimmung verschiedener Laborparameter *objektiviert* werden, z.B. eine verminderte Aufnahme von Eisen, Folsäure und anderen Parametern (siehe später im Text). Entsprechende pathologische Werte liefern zusätzliche Argumente für das Vorliegen einer Schleimhautdysfunktion.

7) Somit ist die in der klassischen Allergologie angewandte »Eliminationsmethode« bei der Abklärung von möglichen nahrungsbedingten Überempfindlichkeitssyndromen nicht in der Lage, die hier hauptsächlichen in Frage kommenden Antigene aufzudecken und ist deshalb als falsch oder zumindest als ungenügend zu bezeichnen. Diese Praxis kann zur Folge haben, dass viele chronisch-allergische und Autoimmunkrankheiten in dieser Hinsicht gar nicht in Betracht gezogen werden. Man kann deshalb schätzen, dass zwischen 20 und 30 % der Patienten, welche an den eingangs erwähnten Krankheiten leiden, als undiagnostiziert bezeichnet werden müssen (z.B. Reizdarmsyndrom, Migräne, rheumatische Beschwerden, chronische Hautkrankheiten und neurologische Symptome).

1.1 Nahrungsmittel und chronisch-allergische und Autoimmunkrankheiten

Der menschliche Organismus, sowie alle ein- und mehrzelligen Lebewesen, ist dahin ausgerichtet, seine Identität zu bewahren und ihn vor fremden Umwelteinflüssen oder »Aggressionen« zu schützen. Diese eventuell zerstörerischen Faktoren können zum Beispiel von Viren, Bakterien, Pollen oder Tierhaaren ausgehen. Vor allem durch ihre Eiweißmoleküle können sie als sogenannte Allergene differenzierte Abwehrmaßnahmen von Seiten des Organismus hervorrufen. Eiweißmoleküle sind aus den Grundbausteinen Aminosäuren aufgebaut und sind artspezifisch. Kurze Aminosäureketten werden als Peptide bezeichnet, längere Ketten als Proteine. Artspezifität bedeutet, dass der Organismus (u.a.) aus einem bestimmten Muster von Eiweißen aufgebaut ist und sehr empfindlich auf artfremde Eiweiße reagieren kann.

In Analogie mit dem eben Angeführten gibt es Hinweise in der medizinischen Literatur dafür, dass bei einer genetisch veranlagten Patientengruppe auch gewisse Nahrungsmittel durch ihre Eiweißkomponente vom Organismus als fremd empfunden werden und zu Abwehrreaktionen führen könnten. Möglicherweise sind diese immunologischen Reaktionen eine Ursache für die oben erwähnten chronisch-allergischen oder Autoimmunkrankheiten.

Das Auffinden eines für den einzelnen Patienten verantwortlichen Diätfaktors (= Antigen) und dessen Ausschluss (=Antigenexklusion) kann im Endeffekt das Krankheitsbild im positiven Sinne beeinflussen.

1.2   Epidemiologie

Epidemiologische Hinweise ergeben Anhaltspunkte für einen möglichen Zusammenhang zwischen Ernährungsfaktoren und den hier später beschriebenen Krankheitsbildern. Zum Beispiel erkrankt ein finnischer Mitbürger 36 Mal öfters an Typ 1 Diabetes als ein Japaner, zumindest vor der Zeit, als dieser dem westlichen BPP-Segens (Brot, Pasta, Pizza,) ausgesetzt wurde. Ebenso hat ein Inder in seinem Land ein kleines Risiko, einen Diabetes 1 zu entwickeln. Wenn er aber nach Großbritannien zieht, weist er ein den Engländern vergleichsweise höheres Risiko auf. Diese Tatsache ist schwer zu erklären, ohne dass man eine Rolle den Ernährungsgewohnheiten zuschreibt.
    Ähnliche Verhältnisse können am Beispiel Skandinavien aufgezeigt werden: Schweden mit einer ausgesprochen betonten milch- und getreidenahrungsmittelreichen Kost weist eine unverhältnismäßig hohe Rate an Atopien

(Asthma, Ekzem) und Autoimmunkrankheiten auf, wie zum Beispiel Zöliakie, Psoriasis, rheumatische Erkrankungen und Diabetes 1. Weiterhin ist belegt, dass ihre nordischen Nachbarn wie Finnland und Dänemark eine geringere Frequenz an Jugendzöliakie aufweisen. Eine Erklärung dafür könnte darin gesucht werden, dass in der Säuglingszeit eine geringere Getreideprodukte enthaltende Ernährung dargereicht wird als in Schweden.

1.3   Erbfaktoren

Wie anhand epidemiologischer Untersuchungen am Beispiel des Diabetes 1 nachgewiesen werden konnte (55), liegt der rein erbliche Anteil an der Erkrankungsrate dieser immunologischen Erkrankung bei lediglich 4–10 % aller Fälle; Raten über diesen Prozentzahlen müssen vermutlich Umweltfaktoren zugeschrieben werden. Mehrere Umweltfaktoren sind wahrscheinlich operativ, aber die Bedeutung der Ernährungsgewohnheiten kann nicht außer Acht gelassen werden. Die fieberhafte Suche nach einem ausschließlich bei diesen immunologischen Krankheiten verantwortlichen »Gen« muss vielleicht als eine Illusion betrachtet werden?

1.4   Problemstellung

Von Seiten der medizinischen Expertise werden viele dieser Krankheiten als idiopathisch bezeichnet, d.h. ohne bekannte Ursache. Von Seiten vieler Laien werden jedoch verschiedene Theorien für eine mögliche Ursache dieser chronischen Erkrankungen aufgeführt. Beispiele finden sich unter den Vegetariern, oder dass eine »Übersäuerung des Organismus« etc. die Ursache sein könnte. Es gibt mehrere Theorien – aber leider keine wissenschaftliche Grundlage – zu diesen Annahmen und kein heute anerkanntes pathogenetisches Modell, welches einen solchen Sachverhalt erklären könnte.

1.5   Aktuelle Situation

Bei den hier betroffenen Krankheitsbildern handelt es sich um eine komplexe »*verzögerte immunologische Reaktion*« (Typ II–IV, siehe Tabelle 1). Symptome treten nach einer längeren Zeit nach Einnahme des vermuteten Allergens auf. Ihre Identifikation ist damit nicht leicht festzustellen.

Wer sich jedoch in dieser Hinsicht an den aktuellen medizinischen Quellen orientiert, findet fast ausschließlich Vorlagen oder Leitfäden vor, welche sich mit *akuten allergischen* Krankheitsbildern befassen, wie zum Beispiel eine Pollen- und Erdnuss- oder Hühnereiallergie. Diese sogenannten IgE-abhängigen »Sofortreaktionen« (siehe nächstes Kapitel) treten innerhalb Minuten oder Stunden nach Einnahme auf, haben einen akuten Verlauf mit z.B. Urtikaria, Ekzem, Mundaphten und einer (sogar lebensbedrohlichen) Atemnot. Meist sind die Verursacher jedoch den Patienten bekannt und werden deshalb auch vermieden.

Ein gänzlich unterschiedliches Abklärungsverfahren ist deshalb hier angezeigt. Systematische und ausführliche Abhandlungen über diese verzögerten immunologischen Reaktionen stellen ein unzulänglich erforschtes Gebiet dar (außer einer Gluten- oder Kuhmilchintoleranz). Die Hilfe, welche betroffene Patienten erhalten können, besteht weitgehend aus einer medikamentösen Symptombekämpfung. Eine nicht zu unterschätzende Anzahl von Patienten erhalten keine Unterstützung und Anleitung für ein *ursachen*betonteres Vorgehen, um mit ihren »idiopathischen Beschwerden« fertigzuwerden.

2. Mögliche Reaktionsmuster auf Nahrungsmittel-Immunologische Aspekte

Wo sich frühere identitäts- und integritätsbewahrende Schutzmaßnahmen v.a. gegen infektiöse Angriffe richteten, hat sich das heutige Panorama in der westlichen Welt etwas verändert. Heute ist unser Körper aber ebenfalls damit beschäftigt, Angriffe von anderen als fremd empfundenen Substanzen abzuwehren. Entweder wirken diese auf die Haut/Atemwege ein oder sie stammen von Nahrungsmitteln, welche mit dem Magen-Darm-Kanal in intimen Kontakt kommen.

2.1 Allgemeine Aspekte

Schutzmaßnahmen und physikalische Abgrenzung des Organismus gegenüber der Umwelt geschehen einerseits durch die Hautstrukturen, andererseits intern durch eine Schleimhautschicht, welche sowohl den Magendarmkanal als auch den Bronchialbaum auskleidet. Die innere Integrität des Organismus gegenüber Umweltfaktoren geschieht durch ein lymphozytenreiches System, welches eine registrierende und reaktionsfähige Funktion ausübt. Diese in und unter der Bronchialschleimhaut und der Magendarmschleimhaut eingestreute Lymphozytenpopulation benennt man MALT (Mucosal Associated Lymphatic Tissue) und diejenige der Magendarmschleimhaut GALT (Gastrointestinal Associated Lymphatic Tissue).

Nahrungsmittelüberempfindlichkeit oder die englische Benennung »adverse reactions to food« umfasst ein breites Muster vom Mechanismen. Man unterscheidet im weitesten Sinne nicht immunologische von immunologisch bedingten Reaktionen entsprechend Tab. 1. Siehe auch Fig. 5.

Betreffend einer Relation zwischen Nahrungsmittel und Erkrankung sind drei Begriffe auseinanderzuhalten.

1) *Akute allergische Sofortreaktionen* (sogenannte IgE-vermittelte Reaktionen), welche recht häufig und bekannt sind. Beispiele sind akute

Symptome bei einer Erdbeer- oder Erdnussallergie. Hier gilt, dass auch winzigste Mengen eines verursachenden Nahrungsmittels zu heftigen Reaktionen führen können. Für diese akuten allergischen Erscheinungen gibt es eine recht umfangreiche Literatur, deshalb wird im Folgenden nicht eingehend auf diesen Aspekt eingegangen.

2) *Verzögerte allergische Reaktionen* (sogenannte nicht IgE-vermittelte Reaktionen). Hier wird doch postuliert, dass viele der hier beschriebenen Krankheiten unter diesen Mechanismus fallen. Symptome treten oft spät auf und eine größere Menge eines Nahrungsmittels ist erforderlich, um eine Reaktion auszulösen. Leider *fehlen* bei diesem allergischen Mechanismus häufig *objektive* Labortests (ausgenommen bei der Kuhmilch- und Glutenintoleranz), was die Diagnose unsicher macht. Deshalb wird dieser Aspekt in den meisten einschlägigen allergologischen Publikationen schlichtweg übersehen. »Was man nicht messen kann gibt es nicht oder ist das Resultat von Einbildung?«

3) *Intoleranzerscheinungen*: Hier handelt es sich nicht um eine allergische Reaktion, d.h., es besteht keine aktive Abwehr von Seiten des Organismus. Bekannte Beispiele sind die Laktoseintoleranz, die Fructoseintoleranz, eine Überempfindlichkeit gegenüber Farbstoffen und Konservierungsmitteln usw., bei denen lediglich ein passiver Schaden entsteht, ohne eine primäre Beteiligung des Immunapparates.

In der Praxis ist es jedoch schwierig zu entscheiden, ob es sich bei einer Erkrankung um eine verzögerte allergische Reaktion oder um eine Intoleranzerscheinung handelt. Die verantwortlichen pathophysiologischen Vorgänge sind ungenügend erforscht und bekannt. In diesen beiden Situationen können nur adäquate klinische Untersuchungen mit initial restriktiven Diätverfahren (»few-food«-Diäten) Klarheit bringen, ob Nahrungsmittel für eine Krankheitserscheinung verantwortlich sein könnten.

A. Nicht immunologisch bedingte Nahrungsmittelreaktionen

1. Psychologisch bedingt
2. Durch Zusatzstoffe: - Lebensmittelfarbstoffe
   - Konservierungsmittel
3. Pharmakologisch bedingt: - Biogene Amine, wie Serotonin,
            Histamin, Tyramin, etc.
   - Exorphine
4. Durch Enzymdefekte: - Laktasemangel, Fruktoseintoleranz
5. Durch pathologische Fermentation: - Stärkeprodukte, siehe Fodmap

B. Immunologisch bedingte (Nahrungsmittel-) Reaktionen

IgE-vermittelt **(sofort)**	Typ I:	- Mastzelldegranulation - Beispiele: Asthma, Ekzem, Urtikaria
Nicht IgE-vermittelt **(verzögert)**	Typ II:	- IgA-, IgG-, IgM-Antikörperproduktion - Beispiele: Transfusionsreaktionen, Myasthenia gravis, Goodpasture-Syndrom, Pemphigus vulgaris
	Typ III:	- Immunkomplexbildung (Antigen+Antikörper) - Beispiele: Rheumatoide Arthritis, SLE, Dermatomyositis
	Typ IV:	- Zell vermittelte Reaktion: B- und T-Lymphozytenaktivierung - Beispiele: Diabetes Typ I, Hashimoto thyreoiditis

Tabelle 1: Nicht-immunologisch und immunologisch bedingte (Nahrungsmittel-) Reaktionen

2.2 Sofortreaktionen – Typ I IgE-vermittelte Reaktionen

Wie schon angedeutet, handelt es sich hier um akute »allergische Typ I«-Reaktionen (**B**. Tab. 1), welche nach Genuss von Nüssen, Erdbeeren etc. auftreten können. Die verursachenden Nahrungsmittel sind relativ leicht auszumachen. Dieses Gebiet ist vorwiegend die Domäne der klassischen Allergologie und wird hier nicht näher abgehandelt.

2.3 Langsame, verzögerte, Typ II–IV – nicht-IgE-vermittelte Reaktionen

Bei diesem immunologischen Muster ist eine Antigenidentifikation nicht leicht auszumachen. Bei den hier betrachteten chronisch-allergischen- oder Autoimmunkrankheiten ist die immunologische Reaktion vorwiegend vom Typ II–IV (**B**. Tab.1), mit Auftreten von verschiedenen Antikörperklassen, teils zirkulierenden, humoralen Antikörpern (z.B. Gliadinantikörper), unterteilt in IgA, IgM, IgG-Untergruppen, teils zellgebundenen, autoimmunen Antikörpern, (z.B. Pankreasinselzellantikörper).

Das Ergebnis kann in einem »entzündlichen« Vorgang oder in einer Ablagerung von Antigen-Antikörperkomplexen (sogenannte Immunkomplexe) in verschiedenen Organen bestehen.

Darüber hinaus können verschiedene Autoimmunantikörper gebildet werden, deren Reaktion sich gegen die körpereigenen Eiweißstrukturen richtet. Dies wird damit begründet, dass die »exogen« zugeführten Peptide oder Proteine den körpereigenen oder »endogenen« Eiweißstrukturen gleichen. Man spricht von einer »molecular mimicry«, d.h., dass exogene sowie endogene Peptide-Proteine ähnliche Bruchstücke von Aminosäureketten aufweisen, eine sogenannte »Aminosäuresequenz-Homologie«. Die immunologische Reaktion richtet sich sowohl gegen das exogene Antigen sowie gegen körpereigene Strukturen.

Zum Beispiel hat man beim Diabetes 1 eine 14 Aminosäuren enthaltende molekulare Sequenz, sog. »ABBOS-Sequenz« nachgewiesen, welche sich sowohl in einem Kuhmilcheiweiß wie auf der Zellmembran der Pankreasbetazellen befindet. Dieser Mechanismus wäre ein Beispiel, wie die Zerstörung der körpereigenen insulinproduzierenden Pankreaszellen stattfinden könnte.

2.4 Untersuchungstechnik bei verzögerten immunologischen Reaktionen

Die Abklärung einer verzögerten Reaktionen gegen ein Nahrungsmittel ist grundsätzlich verschieden von eine Untersuchung bei einer *IgE-vermittelten Sofortreaktion*: bei dieser kann man sich mit einer rein allergologischen Abklärung begnügen, d.h. unter anderem mit einer Bestimmung von IgE-Antikörpern, RAST- und Hauttests.

Bei *verzögerten nicht IgE-vermittelten immunologischen Reaktionen* treten wie schon erwähnt Symptome und Krankheiten später auf und eine Beziehung zwischen Ursache und Wirkung eines oder mehrerer vermuteter ursächlichen »Allergene« ist nicht leicht auszumachen. Wie später aufgezeigt werden wird, können prinzipiell mehrere Nahrungsmittelallergene bei den einzelnen Krankheitsbildern in Frage kommen. Die Auswirkungen können spät eintreten und es bedarf oft einer größeren Menge und über längere Zeit verabreichte Antigene zur Auslösung von Symptomen. Bei verzögerten Immunreaktionen stehen leider *keine objektiven Nachweismethoden* zur Verfügung, außer spezifischer Antikörper bei der Zöliakie oder Kuhmilchantikörper bei der Kuhmilcheiweißunverträglichkeit.

Ein sogenanntes »Antigeneliminations«-Verfahren kann deshalb kaum zur Anwendung kommen, da das oder die potentiell zahlreichen Antigene initial – ja unbekannt sind. Wie schon eingangs erwähnt und später ausführlich beschrieben, muss vielmehr eine diametral verschiedene Untersuchungstaktik zur Anwendung kommen, bei welcher eine rein allergologische Untersuchung mit einem Nachweis von eventuellen Schadeeinwirkungen auf die Darmschleimhaut gepaart wird.

Untersuchungen von solchen verzögerten immunologischen Reaktionen bei einer Nahrungsmittelunverträglichkeit zeigen, dass unsere sogenannten Grundnahrungsmittel – Getreide- und Milchprodukte – sogar toxisch auf die Darmschleimhaut einwirken können. Pathologische Blutwerte von Eisen, Zink, Folsäure etc. könnten deshalb als *indirekte objektive* Zeichen für eine geschädigte Schleimhautfunktion gewertet werden und gegebenenfalls eine umfassende gastroenterologischen Abklärung nach sich ziehen. Wiederholte Blutuntersuchungen können eine objektivere Unterlage für das Vorliegen eines Erfolges oder Misserfolges unter einer Diätmanipulation liefern.

In der Praxis bedeuten diese Umstände, dass gegebenenfalls primär von einer sogenannten »oligoantigenen« oder Basdiät (»few foods diet«) ausgegangen werden muss, bei der anfänglich nur wenige wahrscheinlich nicht allergene Nahrungsmittel verabreicht werden, zum Beispiel Fleisch von Lamm oder Huhn, ein Kohlehydrat in Form von Reis oder Kartoffel, eine Frucht in Form von Banane oder Apfel und ein Gemüse, alles während 3–4 Wochen.

Nach Eintritt einer Verbesserung von Symptomen kann sukzessive ein gradueller Aufbau der Diät mit neuen Nahrungsmitteln erfolgen, bis eine quantitativ und qualitativ genügende Schlussdiät erreicht wird.

Die hier später erläuterte Studie über die Migräne (siehe späteres Kapitel) kann die Überlegenheit dieser Methode darlegen, indem erstaunlicherweise gänzlich unbekannte Koppelungen zwischen Nahrungsmitteln und unterschiedlichen Krankheitserscheinungen aufgedeckt werden konnten, welche keine andere Methode ermöglicht hätte.

Dies stellt natürlich ganz andere Anforderungen an Arzt und Patienten. Wie später ausführlich behandelt wird, gibt es jedoch brauchbare sogenannte Kompromisslösungen, die dem Patienten eher zugemutet werden können.

3. Literaturquellen

Mehrere klinische Studien und Forschungsergebnisse liegen vor, welche belegen, dass Nahrungsmittelkomponenten sowohl vom vegetabilen Bereich (Getreide, speziell Gluten) wie auch aus dem animalischen Sektor (Milch- und Fleischprodukte) durch ihre Peptide oder Proteinmoleküle (= potentielle Antigene) ursächlich an der Entwicklung verschiedener chronisch-allergischen und Autoimmunkrankheiten beteiligt sein können.

Verschiedene Glaubwürdigkeits- oder Beweisgrade medizinischer Quellen sind zu berücksichtigen.

Auf *der ersten Stufe* werden Einzelfälle beschrieben, wobei Patienten eine Gesundung oder weitgehende Verbesserung ihres Krankheitsbildes unter einer bestimmten Diätveränderung erlebt haben. Wenn auch die Bewertung solcher publizierten Fälle begrenzt ist, kann dieser Sachverhalt nicht einfach ignoriert werden; im Gegensatz zu irgendwelchen Theorien, ist das Geschehen real eingetroffen. Diese Einzelfälle sollten eigentlich Ausgangspunkt für mehr systematische Untersuchungen darstellen.

Auf der nächsten Stufe findet man Studien, die von einer größeren Gruppe von Patienten ausgehen. Mehrere solche und in unserem Text ausgewertete Diätmanipulationsstudien – am Beispiel von Rheumatikern und Migränepatienten – haben positive Ergebnisse gezeigt, leider ohne Konsequenzen für die gängigen Behandlungsstrategien.

Auf *der höchsten Stufe* gibt es sehr umfangreiche, randomisierte, oft doppelblind durchgeführte Studien. Diese Studien sind sehr umständlich und teuer und können wohl nur von der Pharmaindustrie produziert werden.

Unabhängige Studien über die in unserem Zusammenhang aktuelle Beziehung zwischen einzelnen Nahrungsmitteln und Krankheiten gibt es kaum.

In diesem Buch werden Einzelfälle sowie größere Studien über durchgeführte Diätinterventionen behandelt. Die Ergebnisse liegen der Annahme zu

Grunde, dass eine Antigenexklusion von Erfolg gekrönt sein könnte. Selbstverständlich können mehrere ursächliche Faktoren als nur Nahrungsmittel bei diesen Erkrankungen in Frage kommen.

3.1 Gluten und Zöliakie in der medizinischen Literatur

Gluten, eine Eiweißquelle – unser »tägliches Brot«

Eiweiße stammen teilweise aus dem tierischen Bereich, wie zum Beispiel Fleisch-, Eier- und Milchprodukte, aber auch aus vegetabilen Quellen, wie zum Beispiel Reis, Kartoffeln und vor allem aber die heute in unseren Breitengraden dominierenden Getreideprodukte.

Die häufigsten und glaubwürdigsten Referenzen in Bezug auf eine Beziehung zwischen Nahrungsmitteln und einer chronischen immunologischen Krankheit gelten dem vegetabilen Eiweißmolekül Gluten. Es ist die anerkannte Ursache des Krankheitsbildes der klassischen Zöliakie. Gluten ist die alkohollösliche Fraktion eines Kleberproteins, das hauptsächlich in den Arten Weizen, Gerste, Roggen und Hafer (?) vorkommt.

Gluten und die dazugehörende Krankheit Zöliakie repräsentieren ein klassisches Beispiel für eine komplexe, meist verzögerte immunologische Reaktionsart. Zöliakie nimmt in der Erforschung eventueller Nahrungsmittelintoleranz eine zentrale Stelle ein, da die Ursache, der Darmschaden, die objektiven Nachweistests und auch die Folgeerscheinungen bekannt sind.

Die Zöliakie ist neben der Kuhmilchintoleranz das einzige nahrungsmittelinduzierte (nicht-IgE) vermittelte immunologische Geschehen, welches hinreichend objektiv bewiesen werden kann.

Deshalb sind die Zöliakie und die Kuhmilchintoleranz in medizinischen Kreisen praktisch die einzigen anerkannten Beispiele für einen möglichen Einfluss der Ernährung auf verschiedene chronisch-allergische und Autoimmunkrankheiten.

Eine Glutenunverträglichkeit kann sich in einer mannigfachen Anzahl von Symptomen und Krankheiten manifestieren (Tabelle 2, 3) von der klassischen Zöliakie bis zu der neuerdings aktualisierten und umstrittenen sogenannten Glutensensitivität (GS) oder NCGS (Non Celiac Gluten Sensitivity).

Die Zöliakie kennzeichnet sich durch eine pathologische Veränderung der Dünndarmschleimhaut, aber man nimmt an, dass der ganze Magendarm-trakt betroffen sein kann. Die Folge ist ein eingeschränktes Aufnahme-vermögen von Nährstoffen auf Grund einer Atrophie der Darmzotten. Die Dünndarmschleimhaut wird durchlässig und erlaubt den Übertritt von verschiedenen Fremdsubstanzen in die Blutbahn. Damit sind die Voraus-setzungen für eine Reaktion des immunologischen Apparates geschaffen. Da die Krankheitssymptome oft ohne gastrointestinale Probleme einher-gehen, können sie fehlgedeutet werden, und deswegen erfolgt die Dia-gnosestellung bei den Erwachsenen oft verspätet, nach zehn bis dreißig Jahren, oder nie.

Klassische Zöliakie

Das Bild der Zöliakie ist schon seit der Antike bekannt. Das Wort leitet sich vom altgriechischen »koilia« = Bauch, hohl, ab. Die »bauchige« Krankheit wurde schon im zweiten Jahrhundert vor Christus erwähnt. Im 16. Jahr-hundert wurde eine Krankheit mit chronischem Durchfall und Mundblasen beschrieben. Ende des 19. Jahrhunderts hat der englische Arzt Gee als Erster eine Krankheit beschrieben, welche mit Bauchschmerzen und Abmagerung einherging und sogar lebensgefährlich werden konnte.

Die Ursache war unbekannt bis zur genialen Entdeckung des holländischen Kinderarztes Dicke Mitte des vorigen Jahrhunderts. Dicke konnte dank sei-ner genauen Beobachtungen nachweisen, wie die Zöglinge eines Kinder-heimes in ihrem Verhalten und allgemeinem Gesundheitszustand auf den Inhalt ihrer soeben eingenommenen Mahlzeit reagierten, d.h., ob eine Ge-treidemahlzeit oder eine Kartoffelmahlzeit dargereicht wurde.

Weitere Meilensteine waren die Entdeckung einer Nachweismöglichkeit mittels Gliadinantikörpern durch Berger in Basel 1958 und später die Möglichkeit mit Biopsie histologische Veränderungen in der Dünndarmschleimhaut zu dokumentieren. Ursprünglich als Jugendkrankheit angesehen, ist seit längerer Zeit auch bekannt, dass die Zöliakie vor allem eine Erwachsenenkrankheit sein kann.

Heute werden die obligaten ESPGHAN-Diagnosekriterien für eine Zöliakiediagnose erfordert.

Atypische, kryptische Zöliakie

Es ist in den letzten Jahrzehnten immer offensichtlicher geworden, dass Erwachsene an einer Zöliakie leiden können, *ohne typische Darmbeschwerden* oder nur unspezifische Symptome wie Blähungen aufzuweisen. Unterdessen macht diese Patientengruppe ungefähr 50 % der Zöliakiefälle aus. Die Patienten suchen den Arzt auf mit chronischen Müdigkeitserscheinungen, unerklärtem Eisenmangel, kalkmangelbedingten Frakturen, depressiven Zuständen, entzündlichen rheumatischen Beschwerden etc. Auch diese Gruppe kann die klassischen strikten Diagnosekriterien für eine Zöliakie aufweisen, wenn die Symptome richtig gedeutet werden.

Das Problem dieser Patientengruppe besteht darin, dass die Symptome oft nicht auf einen gastrointestinalen Ursprung zurückgeführt werden; deshalb wird die richtige Diagnose entweder nie oder nur selten gestellt.

Non Coeliac Gluten Sensitivity (NCGS), Gluten Sensitivity (GS)

Dieser Begriff bezeichnet eine Gruppe von Patienten, welche wahrscheinlich auch an einer Glutenüberempfindlichkeit leiden und deren Beschwerden unter einer glutenfreien Diät verbessert werden; jedoch passen sie nicht in die strengen ESPGHAN-Diagnosekriterien einer Zöliakie. In dieser Hinsicht wurde die Anzahl der Publikationen in den letzten Jahren vervielfacht. (1,2,3)

Das Vorkommen von NCGS wird circa sechsmal häufiger als die klassische Zöliakie geschätzt. Ähnlich der Zöliakie kann auch die NCGS z.B. mit internmedizinischen, neurologischen oder psychiatrischen Symptomen in Erscheinung treten und dies oft ohne gastrointestinale Probleme.

Bei einer NCGS können histologische Veränderungen an der Darmschleimhaut fehlen und die serologischen Marker (Gliadinantikörper etc.) positiv oder negativ ausfallen.

Ob Gluten die eigentliche Ursache ist oder die hier früher erwähnten potentiell schädlichen Inhalte des Getreidekorns, ist eine offene Frage.

NCGS ist einerseits auch abzugrenzen von einer echten Zöliakie und anderseits von der IgE-bedingten Weizenallergie.

Die aktuellen Routineuntersuchungen betreffend Glutenüberempfindlichkeit sind ungenügend:

Ein Beispiel ist die glutenausgelöste Hautkrankheit Dermatitis herpetiformis, bei der oft keine Darmbeschwerden und keine objektiven Veränderungen bei der Dünndarm-Biopsie vorhanden sind. Bei diesen Patienten konnte jedoch eine erhöhte intraluminale Sekretion von IgA-sekretorischen Antikörpern nachgewiesen werden, und zwar im gleichen Umfang, wie es für die klassische Zöliakie der Fall ist (1). Die Patienten werden unter einer glutenfreien Ernährung gesund.

Auch Fälle von chronischem Durchfall bei einer erwachsenen Patientengruppe sind publiziert worden. Ohne eine Zöliakiediagnose aufzuweisen, erholten sie sich jedoch unter einer glutenfreien Ernährung. (4)

In eine weitere Publikation über einen Fall von IgA-Nephropathie (Berger's disease) wird über eine Normalisierung der Proteinausscheidung im Urin unter einer glutenfreien Diät trotz fehlender Zöliakiediagnosekriterien berichtet (5).

Die laufende Entwicklung neuerer Testmethoden erweitert die Diagnosemöglichkeiten. Zum Beispiel erfasst eine neuere Dünndarmuntersuchung m-TGA (mucosal transglutaminase antibodies) Fälle von einer Glutenüberempfindlichkeit, bei welchen die routinemäßig ausgeführte Serum-Transglutaminaseprobe negativ ausfiel (6).

Zusammenfassung

Patienten mit einer klassischen Zöliakie oder einer »Glutenüberempfind-lichkeit« (NCGS) können folgendermaßen eingeteilt werden:

a) Eine Gruppe mit positiver Serologie und positiver Biopsie (klassische oder atypische/ kryptische Zöliakie) den ESPGHAN-Kriterien entspre-chend.
b) Eine Gruppe mit negativer Zöliakieserologie, jedoch positiver Biop-sie (klassische oder atypische, kryptische Zöliakie) den ESPGHAN-Kri-terien entsprechend.
c) Eine Gruppe mit einer positiven Zöliakieserologie, aber negativer Biopsie, also nicht den ESPGHAN-Kriterien entsprechend.
d) Eine Gruppe mit zöliakieähnlichen Krankheitserscheinungen jedoch mit negativer Serologie und negativer Biopsie. Diese Patienten können even-tuell nur funktionelle Abweichungen aufweisen, wie z.B. pathologische Laborwerte von Folsäure, Vitamin B12, Eisen etc., also indirekte Zeichen einer Schleimhautschädigung (siehe Fig. 4, Block B).

Den aktuellen Erkenntnissen entsprechend, ist ein neuer Consensus hin-sichtlich Nomenklatur und Klassifikation von gluteninduzierten Schäden entstanden (7).

Abgesehen von einer bewiesenen Zöliakie können zwei Gruppen von einer GFD (Glutenfreie Diät) profitieren, erstens eine Gruppe von Patienten, die an einer NCGS leiden können, und zweitens eine Gruppe mit einem gluten- oder weizensensitiven Reizdarmsyndrom.

Ein wichtiges Ziel dieses Buches ist hervorzuheben, dass viele Glute-nunverträglichkeitsfälle unter einem anderen Bild als dem der klassischen Zöliakie auftreten können, wie z.B. einer Schuppenflechte, neurologische Ataxien, rheumatische, atopische und psychiatrische Erkrankungen (siehe auch Tabelle 2 und 3).

Die medizinische Wissenschaft und etliche Patienten könnten viel ge-winnen, wenn man endlich atypische, glutenverbundene Erkrankungen in unsere Vorstellungen einbeziehen würde.

3.2 Literaturangaben, welche Gluten als assoziierten und Ursachenfaktor bei chronisch-allergischen und Autoimmunkrankheiten stützen

Schon 1975 erschien im Lancet eine Publikation mit dem Titel »*Coeliac disease, cause of various associated diseases?*« (8). In diesem Artikel wurde die Möglichkeit einer Assoziation oder einer ursächlichen Verbindung zwischen einer Zöliakie und Autoimmunkrankheiten angedeutet.

Unter anderem wurden folgende Krankheiten, welche empirisch sich als *glutenassoziiert oder gluteninduziert* erwiesen haben, aufgeführt: *Aphten, Schilddrüsenerkrankungen, Diabetes Typ 1, rheumatoide Polyarthritis und andere Kollagenosen, ulzeröse Kolitis, chronische Nienerkrankungen etc.*

Gluten und *assoziierte* Krankheiten

Glutenverursachte Erkrankungen können als exklusiv intestinale Krankheiten erscheinen. Oft aber sind verschiedene Systeme mitbetroffen, die u.a. hämatologische, neurologische und muskuloskelettale Symptome und Krankheiten hervorrufen können. Wie schon gesagt, ist dabei der intestinale Ursprung nicht immer offenbar. Dies hat zur Folge, dass die Diagnose einer Glutenüberempfindlichkeit spät oder nie gestellt wird. Eine Illustration von möglichen glutenbezogenen Symptomen findet man in der folgenden Tabelle 2.

Symptome bei der Zöliakie

Allgemeine	Müdigkeit, Schwindel, Gewichtsabnahme
Gastrointestinal	Diarrhoe, Verstopfung, Anorexie, Übelkeit, Erbrechen, Völlegefühl, Glossitis, Mundaphten
Metabolisch	Anämie, Ecchymosen, Ödeme, Krämpfe, Muskeltremor, Parestesien, Enuresis
Muskeln und Skelett	Gliederschmerzen, Muskelschmerzen, Adynamie, Rachitis
Neurologie und Psyche	Periphere Neuropathien, Sensibilitätsstörungen, Tremor, Prickeln, Zentralnervöse und periphere neurale Degenerationserscheinungen, Angstzustände, Depressionen
Fertilität	Menstruationsbeschwerden, unregelmäßige Mens, Männliche und weibliche Infertilität, Aborte
Haut	Unspezifische Ausschläge, Ekzem, Urtikaria, Dermatitis herpetiformis, Psoriasis, Palmoplantare Dermatitis (PPD), Nagelbrüchigkeit
Haare	Alopecia, Grauhaarigkeit
Immunsystem	Infektionsanfälligkeit

Tabelle 2: Symptome bei der Zöliakie

Diese Liste beschreibt Symptome und Krankheiten, Beispiele sind der entzündliche Rheumatismus, die Schuppenflechte, neurologische Erscheinungen wie Ataxien oder die multiple Sklerose, eine Osteoporose und rachitische Erkrankungen mit Thoraxdeformitäten, Genua valga, womöglich auch juvenile Skoliosen. Depressionen und Schizophrenie gehören ebenfalls dazu.

Diese Liste lässt sich fast ins Unendliche erweitern, *Gluten wurde der große »Imitator« genannt*, d.h. viele unübliche Symptome bei Erkrankungen können auf eine Gluteneinwirkung zurückgeführt werden. Eine ausführlichere Liste von assoziierten Symptomen ergibt sich aus der Tabelle 3.

Allgemein	Chronische Müdigkeit,
Gastrointest.	Diarrhoe, Verstopfung, Gastro-oesophagealer Reflux, Atrophische Gastritis, Reizdarm, Morbus Crohn, Ulzeröse Kolitis, Analinkontinenz
Rheumatologie	Rheumatoide Arthritis, Psoriasisarthritis, Morbus Bechterew, Sjögrensyndrom, Dermatomyositis, System. Lupus Erythematodes, Tendinose (Bsp. Achillessehnentendinitis)
Orthopädie	Rachitis, Osteomalazie, Hühnerbrust, Genua valga, juvenile Skoliose, Osteoporose
Hämatologie	Anämien (Eisenmangel-, Megaloblastische-, AIHA), ITP, Polyglobulie, Thrombocytosis
Neurologie	Migräne, Epilepsien, Multiple Sklerose, Ataxien, Sensibilitätsausfälle
Psychiatrie	Depressionen, Schizophrenie. Autismus und Morbus Asperger
Pneumologie	Atopisches Asthma, allergische Alveolitis, pulmonale Hämosiderosis
Kardiologie	Kardiomyopathie, Herzklappenvitien, Arteriosklerose, arterielle und venöse Thromboembolien
Dermatologie	Atopisches Ekzem, Psoriasis, chron. Urtikaria, Dermatitis herpetiformis, Alopezie
Nephrologie	IgA-Glomerulonephritis, Nephrotisches Syndrom
Hepatologie	Pathologische Leberlaborwerte, Cholepathien, Autoimmune Hepatitis, Primäre biliäre Zirrhosis, Sklerosierende Cholangitis
Endokrinologie	Polyglanduläres Autoimmunsyndrom (Diabetes 1, Hypo-Hyperthyreosen, Morbus Addison)
Gynäkologie	Menstruationsstörungen, männliche und weibliche Infertilität, rezidiv. Aborte, fötale Missbildungen, HELLP-Syndrom, Präeklampsie

Tabelle 3: Krankheiten und Symptome, welche mit einer Zöliakie
in Verbindung gebracht worden sind.

Eine graphische Illustration ist in der Figur 1 vorzufinden.

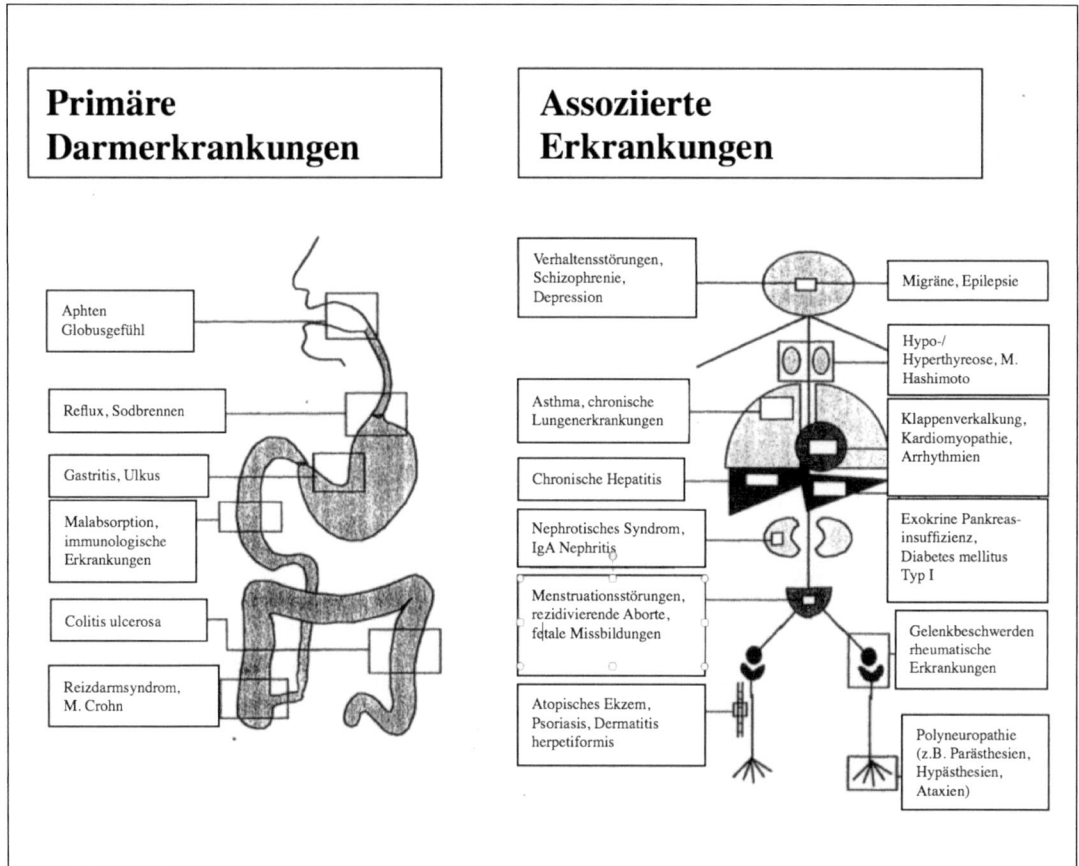

Figur 1: Intestinale und extraintestinale Erkrankungen bei der Zöliakie

Auf der linken Seite sind Erkrankungen mit einer intestinalen Lokalisation aufgeführt, so genannte »primäre Darmerkrankungen«, die in verschiedenen Fällen mit der Zöliakie oder Gluten in Verbindung gebracht worden sind. Auf der rechten Seite sind mögliche »sekundäre« Folgeerscheinungen aufgeführt, die nach einer Antigenaufnahme durch die Schleimhaut, zu immunologischen Reaktionen von Seiten des Organismus führen können und im Endstadium eine Erkrankung auslösen können.

Gluten: Vom assoziierten zum *ursächlichen* Faktor

Gluten kann somit einen assoziativen Faktor bei verschiedenen immunologischen Erkrankungen darstellen; weit wichtiger in unserem Zusammenhang ist jedoch die Tatsache, dass Gluten *das eigentliche Agens* in einigen dieser Fälle darstellte.

Dies wurde u.a. für das erbliche atopische Ekzem (9), der chronischen Urtikaria (10), dem atopischen Asthma (11), dem entzündlichen Rheumatismus (12,13) der IgA-Nephropathie (14) nachgewiesen. Weitere Beispiele sind u.a. Diabetes Typ 1, die Glutenataxie, auf welche später im Text eingegangen wird.

   Der Grund zu diesen Assoziationen und einen möglichen (?) Ursachenzusammenhang mit Gluten besteht u.a. in einem gemeinsamen sogenannten HLA-B8 DR3-DQ2 und DR4-DQ8 genetischen Status, wie in der Tabelle 4 dargestellt.

   Entsprechend einem nordwestlichen Gradienten ändert sich das prozentuelle Vorkommen für diesen prädisponierenden genetischen Status von Breitengrad zu Breitengrad. Südlichere Bevölkerungsgruppen weisen eine ca. 10%ige Bereitschaft zu einer immunologischen Erkrankung auf (Ausnahme Sardinien mit erstaunlicherweise 40 %!) Diese Zahlen erhöhen sich laufend über das mittlere Europa.

   Schlussendlich für skandinavische und britisch-irische Populationen steigt diese Bereitschaft drastisch auf ca. 40–50 % an.

   Diese Zahlen korrelieren in auffallender Weise gut mit einer erhöhten Frequenz an immunologischen Erkrankungen, wie u.a. Diabetes 1, MS und Schizophrenie in den letztgenannten Regionen.

Dazu kommt eine große Dunkelziffer, weil bekannt ist, dass etliche nahe Verwandte eines Zöliakieerkrankten früher oder später an einer Zöliakie erkranken können. Dieser Sachverhalt findet seinen Niederschlag in vielen neueren Publikationen, welche auf eine »Eisberg«-Situation hinweisen; d.h., dass wir heute nur die Spitze der Zöliakie-Krankheitsquote wahrnehmen.

Diese Häufigkeitsziffern entsprechen einer Normalpopulation. Somit ist es offensichtlich, dass ein erheblicher Prozentsatz einer ausgewählten Gruppe von Patienten, die den Arzt aufsuchen, an einer Zöliakie oder zöliakieähnlichen Erscheinungen leiden könnten.

Wichtig ist eine weitere Tatsache, die darauf hinweist, dass auch *Patienten mit anderen genetischen Konstellationen* als die der oben aufgeführten HLA-B8-Patientengruppe ähnliche autoimmune Erkrankungen entwickeln können, die auf Gluten als Ursache zurückgeführt werden können (s. Ref. 8)

Autoimmunkrankheiten in Verbindung mit einem HLA-B8 und/oder DR3/DR4 genetischen Status	
Endokrine autoimmune Erkrankungen:	Hyper-/Hypothyreose
	Morbus Addison
	Diabetes mellitus Typ 1, usw.
Glutenenteropathie	
Systemischer Lupus erythematosus	
Sjögren Syndrom	
Membranöse Glomerulonephritis	
Multiple Sklerose	

Tab 4: Beispiele von Autoimmunkrankheiten in Verbindung
mit einem HLA-B8 / DR3 / DR4 genetischen Status

Problematik und Risikogruppen

Man kann sich die Frage stellen, warum dieser Glutenmolekülkomplex so verbreitete und schwere Krankheiten verursachen kann. Wie schon früher erwähnt, sind Getreide- und Milchprodukte erst vor ca. 10 000 Jahren in unsere Ernährungsgewohnheiten eingeführt worden.

Weiter ist dank der intensiven agrochemischen Einsätze über die letzten hundert Jahre eine Spezialisierung auf glutenreiche Weizensorten geschehen. Weizen ist das heute am meisten konsumierte Getreide und ist von Natur aus glutenreich. Der Weizenpreis wird vom Glutengehalt bestimmt, da verbesserte Backeigenschaften erzielt werden sollen. Die globale Weizenproduktion hat sich in den letzten hundert Jahren vervielfacht. Neben anderen Eiweißquellen stellen die Weizenprodukte in unserer Gesellschaft eine der Hauptquellen unserer Eiweißversorgung dar. Eine Anreicherung von Backwaren mit reinem Gluten kommt oft vor! Dazu kommt, dass bis zu 150 Zusatzstoffe und gentechnisch hergestellte Enzyme im industriell hergestellten Brot vorkommen können.

Mit dem aktuellen Wissensstand kann man jedoch nicht festlegen, ob es das Glutenmolekül an sich ist oder die übrigen früher beschriebenen Bestandteile (ATI, WGA etc.) der Getreideprodukte für die Schäden verantwortlich sind.

Genetische Faktoren

Wer erkrankt an dieser Glutenüberempfindlichkeit? In erster Linie betrifft es eine Patientengruppe mit der zitierten, früher genannten genetischen HLA-Konstellation, welche in der Tabelle 4 erläutert wird. Die Vererbung dieser Genkonstellation erfolgt nach dem Muster eines dominanten Erbgangs mit unterschiedlicher Penetranz. Dies erklärt, warum z.B. zwei Söhne in einer Familie oder in einem anderen Fall Vater und Tochter erkranken können. Bei beiden Fällen kann die Diagnose mehrere Jahre auseinanderliegen und die Krankheit kann sich in ganz unterschiedlichen Symptomen manifestieren. Bei der Tochter trat zum Beispiel im Säuglingsalter eine mangelnde Gewichtszunahme auf. Der Vater erschien nach mehreren Jahren mit Herzklappenverkalkungen beim Arzt (eventuell durch eine vaskuläre Homozysteintoxizität bedingt). Ein weiteres Beispiel, bei welchem die Diagnose bei einer 15-jährigen Tochter zur Diagnose beim Vater führt, der seit Jahren über unspezifische Bauchschmerzen geklagt hat, belegt einen solchen Sachverhalt.

Verfrühte Einführung von Gluten

Beim Säugling ist eine zu frühe Einführung eines artfremden Eiweißes, wie Kuhmilch- oder Getreideprodukte, – bevor die Dünndarmschleimhaut dicht ist, d.h. eine sogenannte »gut closure« erfolgt ist – nicht empfehlenswert. Es kann zu Darmschäden führen und auch ein erhöhtes Risiko für spätere Allergien bedeuten. Eine lange Stillzeit ausschließlich mit Muttermilch gewährt einen gewissen immunologischen Schutz.

Hohe Glutenbelastung

Ebenfalls kann eine erhöhte Belastung mit glutenhaltigen Produkten auch für genetisch nicht prädisponierte Patienten zu Symptomen führen. Diese sind vielleicht nicht von immunologischer Art, aber eventuell führen sie zu Darmerscheinungen wie dem Reizdarmsyndrom. Eine Diät mit Verschiebung von einfachen Zuckerarten zu komplexen Kohlehydraten, wie von der GI(Glykämischer Index)-Theorie propagiert wird, kann sich eventuell – durch ihre »fiberreichen« Getreideprodukte – als kontraproduktiv erweisen.

Zusammenfassung

Ernste Krankheitsbilder und Symptome können also Gluten als Ursache haben. In dieser Hinsicht könnten oder sollten alle in den Tabellen 2 und 3 aufgeführten Symptome und Krankheiten untersucht und reevaluiert werden.

Vielleicht kann die glutenbedingte Transglutaminaseantigen-Antikörperreaktion die Erklärung dafür liefern, dass so viele Organsysteme betroffen sein können:

die Transglutaminaseenzyme kommen in den meisten Organen vor, z.B. Tg2 im Darm, Tg3 in der Haut und Tg6 im zentralnervösen System.

3.3 Nicht-Gluten Nahrungseiweiße als assozierte oder ursächliche Faktoren bei chronisch-allergischen und Autoimmunkrankheiten

In Literaturhinweisen kann nachgewiesen werden, dass nicht nur glutenenthaltende Nahrungseiweiße als Allergene bei diesen Krankheiten ursächlich beteiligt sein können. Aus verschiedenen Fallbeschreibungen – aber vor allem aus Diätinterventionsstudien – geht hervor, dass andere Eiweißquellen in Frage kommen können, wie zum Beispiel von Fleisch oder von Milchprodukten. In diesen Untersuchungen hätte eine nur glutenfreie Ernährung einen begrenzten Gewinn gebracht.

Folgende Beispiele erläutern diesen Sachverhalt: Verschiedene Diätinterventionsstudien bei der *rheumatoiden Arthritis* (siehe entsprechendes Kapitel) konnten nachweisen, dass ein Ausschluss von Getreide-, Milch- und animalischen Produkten sowohl eine klinische Besserung als auch eine Normalisierung von Laborwerten in ca. 30–40 % der untersuchten Patienten mit sich brachte (15,16,17,18,19,20).

Ähnliche positive Resultate sind für *das atopische Ekzem* (siehe entsprechendes Kapitel) (21,22), *dem nephrotischen Syndrom* (23,24,25,26,27) und der *Migräne* (siehe entsprechendes Kapitel) (28,29,30) nachgewiesen worden.

Besonders wichtig für die Pädiatrie sind Fallbeschreibungen über das nephrotische Syndrom. Nicht nur Gluten, sondern auch andere Nahrungsmittel wie u.a. Milch und Schweinefleisch wurden als ätiologische Faktoren identifiziert. Die Erfahrungen mit einer oligoantigenen Diät von Lagrue (27) wurden neuerdings in einer gemeinsame Studie von 6 amerikanischen Universitätskliniken bestätigt. Unter einer oligoantigenen Diät erfolgte in 6 von 8 Fällen ein Rückgang der Proteinurie (31).

3.4 Zusammenfassung

Diese Literaturhinweise hinsichtlich eines ursächlichen Einflusses sowohl von Gluten als auch anderen Eiweißquellen erlauben folgende zusammenfassende Schlussfolgerungen:

Die Tabelle 4 könnte entsprechend einer Aufstellung, wie aus der folgenden Tabelle 5 ersichtlich ist, umgewandelt werden:

I)   Die Zöliakie ist mit verschiedenen chronisch-allergischen und autoimmunen Krankheiten *assoziiert*.

II) Die Zöliakie hat sich als *ursächlicher Faktor* in gewissen Fällen dieser Krankheiten erwiesen.

III)   Klinische Untersuchungen haben gezeigt, dass auch *nicht Gluten-Eiweißquellen* (Protein X) eine *glutenähnliche Wirkung* ausüben könnten.

IV)   Somit könnte *hypothetisch* die Schlussfolgerung gezogen werden, dass verschiedene Nahrungsmitteleiweiße als Ursache von Erkrankungen in Frage kommen, welche üblicherweise mit Gluten in Verbindung gesetzt werden.

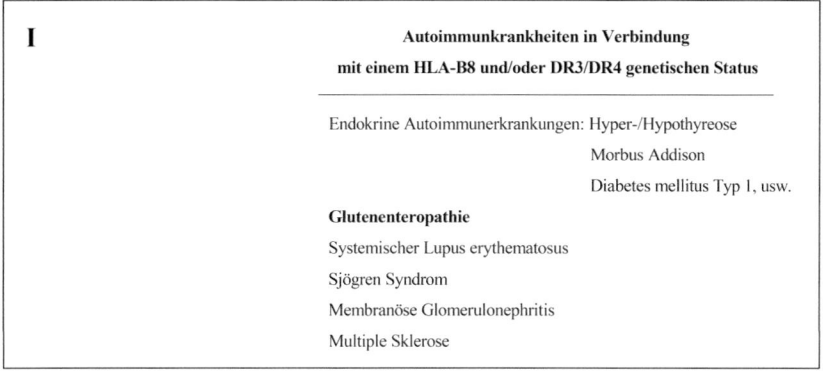

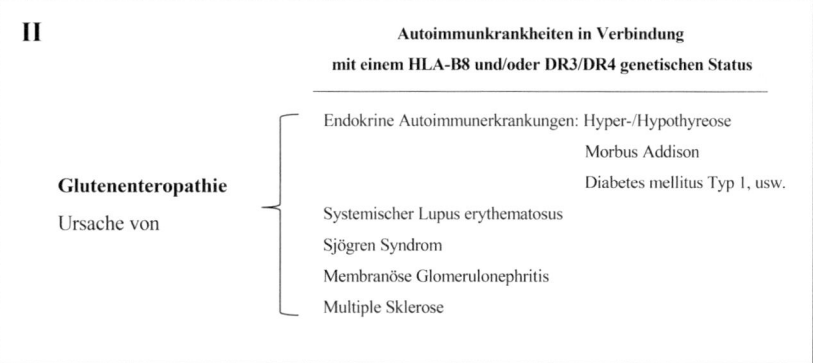

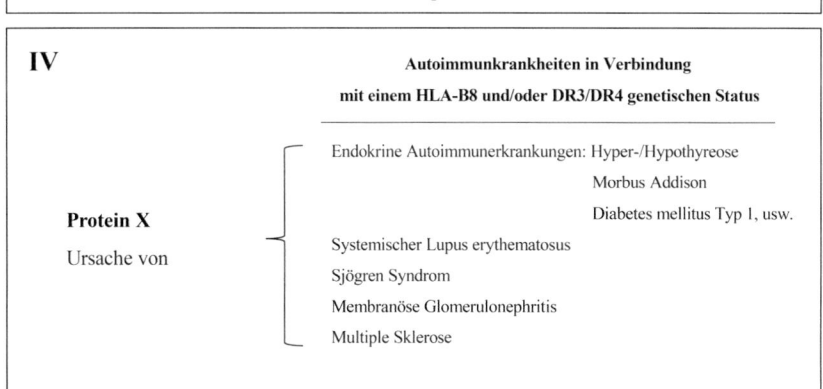

Tab. 5: Mutation der Tabelle 4: Gluten und nicht Glutenproteine (Protein X): von assoziiertem Faktor zu ursächlichem Faktor – eine Arbeitshypothese.

45

4.   *Pathophysiologie und Pathogenese*

Eine Anzahl von klinischen Studien belegen somit, dass ein ursächlicher Zusammenhang zwischen glutenenthaltenden Eiweißen sowie nicht gluten-enthaltenden Eiweißen (Milchprodukte und andere Eiweißquellen) für eine Reihe von chronisch-allergischen Erkrankungen und Autoimmunkrankheiten bestehen kann.

Welcher pathophysiologische Vorgang könnte als Erklärung dienen, dass nicht-glutenenthaltende Eiweißgruppen einen glutenähnlichen Effekt auf den Organismus ausüben und schlussendlich ebenfalls glutenähnliche Komplikationen hervorrufen können?

Pathogenetisches Modell

Forschungsergebnisse (32) die im Allgemeinen leider immer noch nicht berücksichtigt werden, können eine plausible Erklärung und eine Arbeitshypothese begründen, die auf einen gemeinsamen Nenner hinweisen.

Es herrscht gemeinhin immer noch die Vorstellung, dass das Endprodukt bei der intestinalen Proteinverdauung aus individuellen Aminosäuren besteht. Diese Forschungsergebnisse zeigen, dass das Endstadium der Proteinverdauung auch aus kürzeren oder längeren Aminosäureketten, d.h. *Peptide*, bestehen kann. Im Gegensatz zu einzelnen Aminosäuren können diese kürzeren oder längeren Bruchteile gewisse *hormonelle, endorphinähnliche* und wahrscheinlich *auch antigene Wirkungen* entfalten.

Computerbasierte Durchsuchungen ergeben Beispiele für das Vorliegen von ähnlichen Aminosäuresequenzen, welche sowohl in *viralen, bakteriellen* als auch in *Nahrungseiweißen* und in *körpereigenen Eiweißen* vorkommen.

Dieses Phänomen wird als eine »Aminosäuresequenzhomologie« bezeichnet.

Zum Beispiel weisen sowohl Milchkasein und Gluten ähnliche Aminosäuresequenzen auf.

Pathophysiologisch geht es schlussendlich nicht darum, ob das schädliche Agens von Gluten oder z.B. von Milchprodukten stammt. Wichtiger ist der Umstand, dass diese Moleküle *biologisch aktive, ähnliche Aminosäuresequenzen* aufweisen.

Wie schon im Kapitel Allgemeine Immunologie erwähnt, können diese unterschiedlichen Eiweißmoleküle zu Antigen-Antikörperreaktionen in verschiedenen Organen führen. Wie am Beispiel des Diabetes 1 erwähnt wurde (Kapitel 2.3), weisen Kuhmilchkasein und Pankreaszellen ähnliche Aminosäurekettenbruchstücke auf. Somit besteht die Möglichkeit, dass gleichzeitig mit einer Abwehrreaktion gegen das Kuhmilcheiweiß auch ein destruktiver Prozess gegen die körpereigene Zelle erfolgen kann.

Zöliakie, Prototyp für peptid-proteininduzierte Krankheiten

Obwohl viele Faktoren noch nicht geklärt sind, kann die Zöliakie als Modell und Prototyp für einen nahrungsmittelinduzierten pathogenetischen Prozess stehen. Erstens ist das Agens bekannt, zweitens objektive Veränderungen serologischer wie histologischer Art sind nachweisbar und drittens ist das Endprodukt in Form von einer B- und T-Zell-abhängigen vielfältigen Antikörper- und Lymphokinproduktion bekannt. Damit können verschiedene, sowohl IgE-vermittelte als auch nicht IgE-vermittelte Krankheiten die Folge sein.

Dieser pathogenetische Sachverhalt wird in der Figur 2 erläutert. Diese illustriert, wie ein enteral zugeführtes Nahrungsmittelantigen Zugang zu dem »inneren Milieu« findet und zu verschiedenen Krankheiten führen kann. Diese synoptische Darstellung liefert einen gemeinsamen Nenner zu verschiedenen Symptomen und chronischen Krankheiten, welche üblicherweise als völlig voneinander unabhängige Erkrankungen beschrieben werden. Also ist sie ein gegensätzliches Bild zu einer »Schubladen«-Betrachtungsweise, welche in der gängigen Pathophysiologie vorherrscht.

Gluten und nicht – Gluten Proteine
Mögliche assoziierte Mechanismen und Erkrankungen

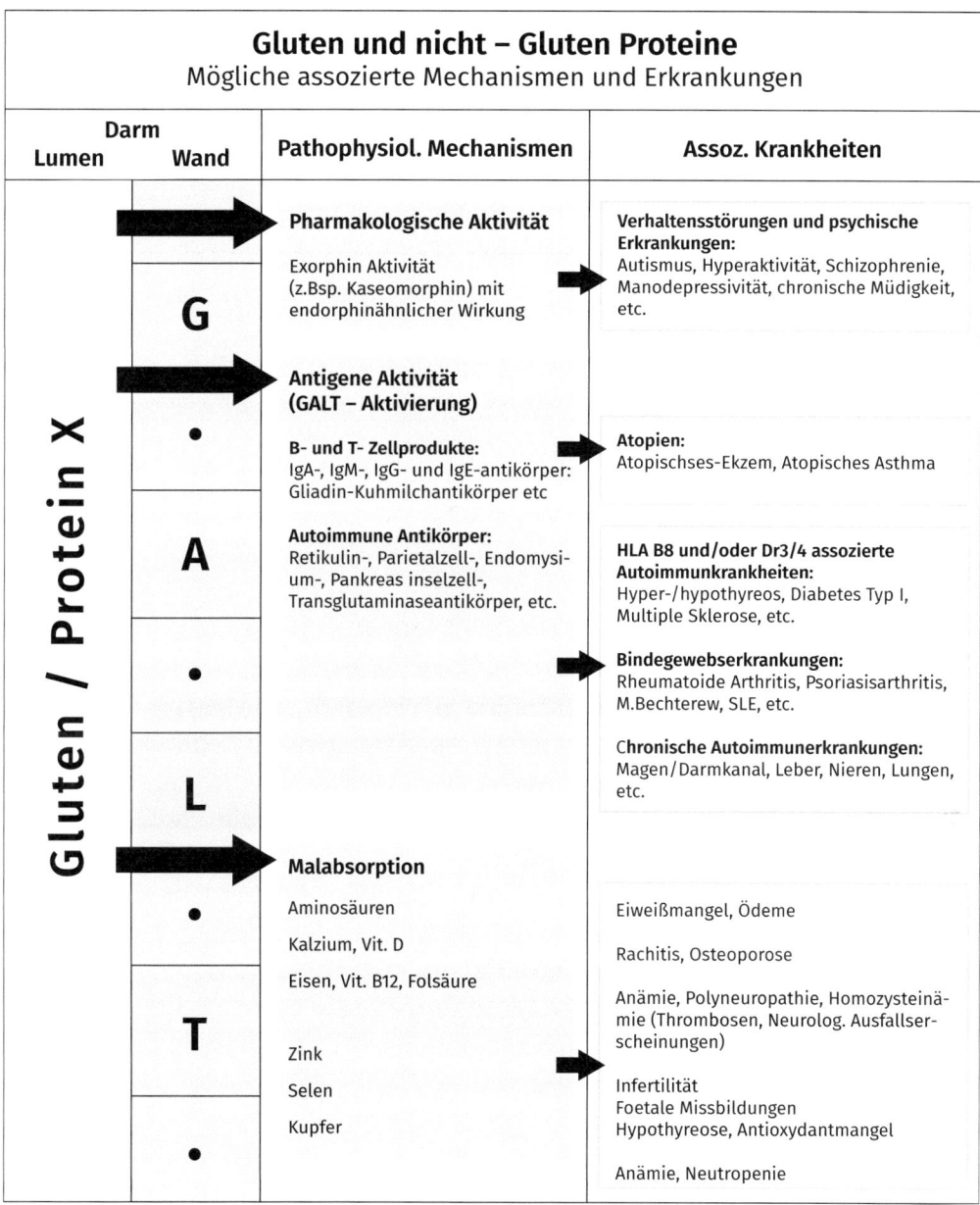

Darm Lumen	Wand	Pathophysiol. Mechanismen	Assoz. Krankheiten
	G	**Pharmakologische Aktivität** Exorphin Aktivität (z.Bsp. Kaseomorphin) mit endorphinähnlicher Wirkung	**Verhaltensstörungen und psychische Erkrankungen:** Autismus, Hyperaktivität, Schizophrenie, Manodepressivität, chronische Müdigkeit, etc.
	A	**Antigene Aktivität (GALT – Aktivierung)** **B- und T- Zellprodukte:** IgA-, IgM-, IgG- und IgE-antikörper: Gliadin-Kuhmilchantikörper etc	**Atopien:** Atopischses-Ekzem, Atopisches Asthma
		Autoimmune Antikörper: Retikulin-, Parietalzell-, Endomysium-, Pankreas inselzell-, Transglutaminaseantikörper, etc.	**HLA B8 und/oder Dr3/4 assoziierte Autoimmunkrankheiten:** Hyper-/hypothyreos, Diabetes Typ I, Multiple Sklerose, etc. **Bindegewebserkrankungen:** Rheumatoide Arthritis, Psoriasisarthritis, M.Bechterew, SLE, etc. **Chronische Autoimmunerkrankungen:** Magen/Darmkanal, Leber, Nieren, Lungen, etc.
	L	**Malabsorption** Aminosäuren	Eiweißmangel, Ödeme
		Kalzium, Vit. D	Rachitis, Osteoporose
	T	Eisen, Vit. B12, Folsäure	Anämie, Polyneuropathie, Homozysteinämie (Thrombosen, Neurolog. Ausfallserscheinungen)
		Zink	Infertilität
		Selen	Foetale Missbildungen Hypothyreose, Antioxydantmangel
		Kupfer	Anämie, Neutropenie

Figur 2: Pathogenese hinsichtlich Gluten/Protein X bedingter Krankheiten. Aus der Figur 2 gehen verschiedene Aspekte eines Dünndarmschleimhautschadens hervor.

Enterale Nahrungsmitteleiweiße (Gluten oder Protein/Peptid X)

- kommen in Kontakt mit der Darmschleimhaut und dem GALT-Immunsystem,
- können zu unterschiedlichen pathophysiologischen (pharmakologische und antigene) Vorgängen sowie verminderter Nahrungsstoffaufnahme (Vitamine, Minerale usw.) führen,
- welche schlussendlich verschiedene assoziierte Krankheiten auslösen können.

Aus der Figur 2 gehen verschiedene Aspekte eines Dünndarmschleimhautschadens hervor.

1) Antigener Effekt

In unserem Zusammenhang ist der wichtigste pathologische Effekt, dass artfremde Eiweiße durch eine geschädigte Schleimhaut Zutritt zum GALT (»Gastrointestinal Associated Lymphatic Tissue«) und dessen Milliarden lymphatischen Zellen haben. Ähnlich einer Grenzwacht nehmen sie Informationen entgegen und leiten diese zwecks Verarbeitung zu nachgeschalteten höheren Instanzen weiter. Es erfolgt danach eine differenzierte immunologische Antwort mit Produktion von verschiedenen Antikörpern durch B- und T-Lymphozyten. Das Ende dieser Reaktionskette kann sich in sehr verschiedenen Krankheiten manifestieren, wie zum Beispiel dem Asthma bronchiale, dem atopischen Ekzem und auch verschiedenen Kollagenosen, vor allem HLA-vermittelten Erkrankungen, wie sie in der Tabelle 2, 3 und 4 illustriert sind. Auf diese Krankheitsbilder wird im speziellen Teil dieses Buches näher eingegangen werden.

2) Ein pharmakologischer Effekt

Moderne Forschung hat ergeben, dass Glutenmoleküle endorphinähnliche Neurotransmitter- und Signalwirkungen entfalten können. Diese werden wegen ihrer exogenen Zuführung Exorphine genannt. In Analogie wurden auch ähnliche pharmakologische Eigenschaften den Kuhmilchprodukten zugeschrieben, die sogenannten »Kaseomorphine«. Endorphine und Exorphine sind Peptide, welche eine Affinität zu den Morphinrezeptoren der zentralnervösen Zellen aufweisen und eine nachweisliche Rolle bei Stimmungsveränderungen, manodepressiven Zuständen oder Hyperaktivitätssyndromen spielen können. Auch Autismus und Schizophrenie sind vielfach in diesem Zusammenhang beschrieben worden. Dies sind Aspekte, welche weitgehend vernachlässigt werden (32).

Asperger schrieb eine Abhandlung über das Asperger Syndrom bei der Zöliakie. Dicke, der holländische Kinderarzt, welcher die Ursache der Zöliakie fand, konnte anhand der Stimmungsveränderungen bei den Kindern im Kinderheim ablesen, ob die vorausgegangene Mahlzeit aus Kartoffeln oder aus Getreidebrei bestand. Seither sind viele Publikationen über psychiatrische und kognitive Störungen im Zusammenhang mit Gluten erschienen.

3) Malabsorptionseffekt

Ein Hauptaspekt einer geschädigten Dünndarmschleimhaut wird der beträchtlich eingeschränkten resorptiven Kapazität der Schleimhaut zugeschrieben. Die Oberfläche einer intakten Schleimhaut entspricht ca. 30 Quadratmetern.

Bei ausgedehntem Schaden schrumpft diese Fläche auf einen Bruchteil der ursprünglichen Oberfläche und der resorptiven Kapazität.

Verminderter Zugang zu Mineralien wie Calcium und Zink, wichtige Vitamine, die an enzymatischen Prozessen beteiligt sind, führen zu Krankheitserscheinungen, wie z.B. osteomalazische und osteoporotische Zustände.

Eisenmangel, Zinkmangel, Selenmangel und Vitaminmangel weisen Beziehungen zu Wachstumsstörungen auf, Sterilität, rezidivierenden Aborten, einer allgemeinen reduzierten Immunkompetenz mit häufigen und schlecht ausheilenden Infektionen.

Ein Folsäure- und Vitamin-B12-Mangel verursacht u.A. einen pathologischen intrazellulären Methioninmetabolismus mit einer damit verbundenen Erhöhung des Homozysteinspiegels im Serum. Homozystein weist unter anderem eine ausgesprochene toxische Gefäßwirkung auf, welche thromboembolische und arteriosklerotische Symptome hervorrufen kann.

Möglicherweise könnte ein erhöhter Homozysteinspiegel die zerebralen Verkalkungen bei gewissen epilepsieerkrankten Zöliakiepatienten erklären. Bei schizophrenen sowie bei neurologischen Patienten könnten die nachgewiesenen zerebralen Hypoperfusionserscheinungen (siehe später) ebenfalls auf Grund einer Homozysteinpathologie entstehen.

Weitere Auswirkungen

Eine Aufzählung aller pathologischen Effekte von Gluten würde ins Unendliche führen. Verschiedene immunologische Defekte in der Körperabwehr sind beschrieben worden. Eine glutenverursachte Leukozytenmigrationshemmung kann zum Beispiel durch Naloxon, einem Morphinantagonist, neutralisiert werden (33). Eine bekannte Komplikation bei der Zöliakie ist eine Milzatrophie, die mitunter schwere Infektionen verursachen kann. Weiter konnten verschiedene Abweichungen in der Sekretion von Darmhormonen nachgewiesen werden, wie von Sekretin und Cholezystokinin. Dies könnte die Grundlage für Gallen- und Pankreasbeschwerden sein.

Die Transglutaminasen sind das eigentliche Antigen für Gluten und sind in den meisten Körperstrukturen sowie in den Gefäßwänden aufzufinden. Dies könnte erklären, warum Gluten in praktisch allen Organ- und Funktionssystemen des Körpers schädliche Wirkungen auszulösen vermag. Die

Vielfalt der klinischen Syndrome, welche dem Molekül Gluten zugeschrieben werden, entspricht dieser Tatsache.

Zöliakie als Arbeitshypothese

Der Vorteil einer Betrachtungsweise, wie sie in der Figur 2 erfolgt ist, ist vielschichtig. Eine Situation von offenbar voneinander unabhängigen »idiopathischen« chronisch-allergischen und Autoimmunerkrankungen könnte durch ein logischeres Bild ersetzt werden, welches auf einen gewissen Zusammenhang und einen gemeinsamen Nenner zwischen diesen Krankheiten hinweisen könnte.

Der größte Vorteil würde darin liegen, die Untersuchungsmethodik anzuwenden, welche bei der Zöliakie praktiziert wird. Unter einer Diätmanipulation kann ein positiver oder negativer klinischer Verlauf mittels einer sequentiellen Kontrolle verschiedener Laborwerte objektiviert werden, welche auf eine Schleimhautdysfunktion deuten können.

Als illustrierendes Beispiel dafür kann eine Untersuchung an Rheumatikern angeführt werden, bei welchen sich unter einer Fastenkur ein PEG-Resorptionstest normalisierte. Bei einer Wiedereinführung einer laktovegetarischen Kost wurden wieder pathologische Werte gefunden (34). Ein hypothetischer Untersuchungsgang am Beispiel der rheumatoiden Arthritis wird in Figur 3 dargestellt:

Nebst der klinischen Situation erlaubt eine gleichzeitige Registrierung von Laborwerten, welche typisch für diese Krankheit sind, wie Rheumafaktoren ACPA, RF und BSG, CRP *sowie anderen* Laborwerten, welche auf eine Schleimhautdysfunktion hinweisen, wie Folsäure-, B12-, Homozysteinwerte usw., eine objektiven Aussage über eine positive oder negative Entwicklung unter einer Diätmanipulation.

Abklärungsuntersuchungen und Verlaufskontrolle bei rheumatoider Arthritis

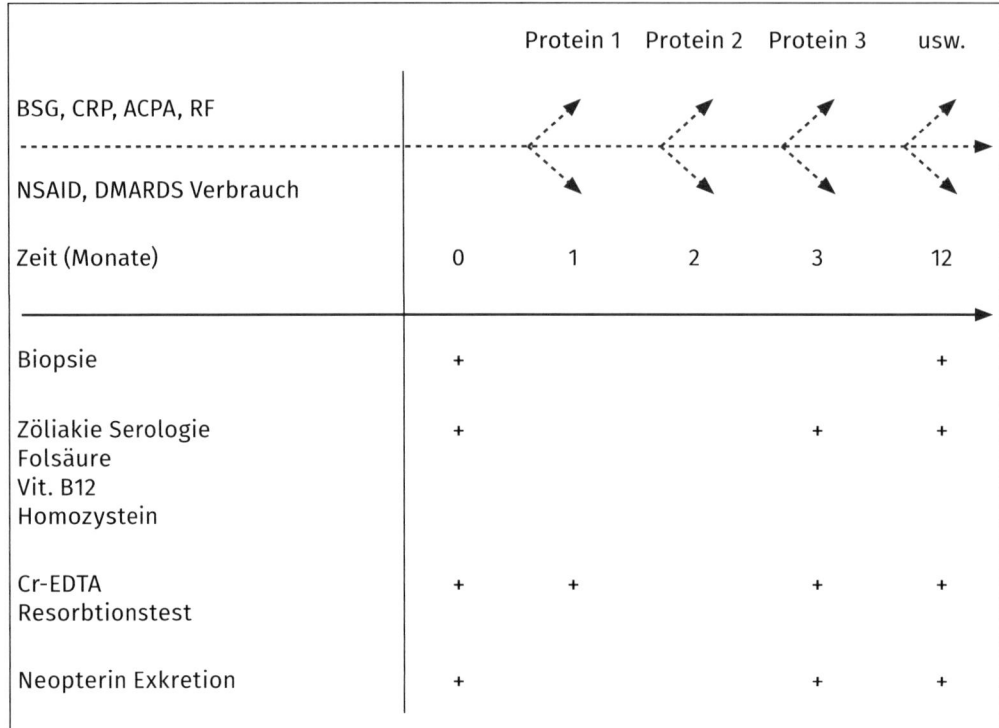

Figur 3: Hypothetischer Untersuchungsgang bei rheumatoider Arthritis
unter Diätmanipulation

5. Untersuchungsgang und Marker für eine pathologische Funktion der Dünndarmschleimhaut bei vermuteter Nahrungsmittelüberempfindlichkeit

Wie im Kapitel 2 über immunologische Abwehrmechanismen angedeutet, besteht ein markanter Unterschied zwischen einer Abklärung von IgE-abhängigen (Typ I) Reaktionen und einer Untersuchung von nicht IgE-abhängigen (Typ II–IV) Reaktionen.

Ein Untersuchungsgang bei einer IgE-vermittelten Sofortreaktion beschränkt sich üblicherweise auf einen IgE-Antikörpernachweis, gepaart mit einer RAST-Bestimmung und Hauttests.

Dieser Reaktionstyp spielt jedoch bei den hier anvisierten chronischen immunologischen Krankheiten eine untergeordnete Rolle, da oft verzögerte Reaktionsmuster vorherrschen. Deshalb muss sich eine Abklärung in diesem Falle komplexer gestalten, da sowohl rein allergische Aspekte wie auch gastroenterologische und klinische Fakten zu berücksichtigen sind.

Bei Verdacht auf eine verzögerte von Nahrungsmitteln verursachte Erkrankung ist der Nachweis verschiedener Abweichungen von Laborwerten, welche auf eine pathologische Dünndarmschleimhautfunktion hinweisen, von Wichtigkeit sowie Befunde, welche auf eine Aktivierung des Immunsystems deuten. Sogar feinste Abweichungen von Laborwerten wie Folsäure, B12, Homozystein und Zink, welche Marker für eine pathologische Schleimhaut darstellen können, sind vor allem in der westlichen Zivilisation Zeichen dafür, dass entweder Gluten oder ein anderes Nahrungseiweiß (von Milchprodukten?) die Ursache dafür sein könnte.

Abklärung

Eine Abklärung bei einer vermuteten Nahrungsmittelüberempfindlichkeit beinhaltet folgende Schritte:

1) Eine persönliche Anamnese sowie eine Familienanamnese, mit evtl. Vorliegen einer Zöliakie, allergischen und anderen Autoimmunkrankheiten oder Symptome wie in der Tabelle 2 und 3 aufgeführt.
2) Statusaufnahme
3) Antikörperbestimmung
4) Malabsorptionsparameter: Hämatologie, inkl. Eisenstatus, S-Folat, S-B12, Homozystein, Leber- und Elektrolytstatus, Elektrophorese
5) Eventuell Dünndarmbiopsie
6) Fakultativ: Resorptionstests, Neopterinausscheidung, IgG-Antikörperscreen

5.1 Antikörperbestimmung

Serum IgE-Werte und Hauttests

Im Unterschied zu den IgE-vermittelten Nahrungsmittelallergien ist bei den hier beschriebenen Nahrungsmittelintoleranzen oft ein nicht IgE-vermittelter Mechanismus vorherrschend (siehe Tabelle 1).

Diese Teste können sowohl im Negativen wie im Positiven falsch ausfallen und können zu einer irreführenden Diätveränderung Anlass geben. Eine Ausnahme bildet die Bestimmung eines RAST-Tests (= spezifischer IgE-Test), welcher sich bei Urtikaria, atopischem Ekzem, atopischem Asthma und Migräne als nützlich erwiesen hat.

IgG-Testpanel gegen verschiedene Nahrungsmittel

Seit langem in den USA angewendet und neuerdings auch in Europa, weist diese Methode IgG-Antikörper gegen ca. 300 Nahrungsmittel nach, was eventuell von Nutzen sein könnte. Später wird dokumentiert, dass diese Methode wohl auf unbegründete Weise von den meisten Allergologen abgewiesen wird.

Zöliakieserologie

Die wichtigsten Marker für das Vorliegen einer eventuellen Zöliakie sind der Nachweis von IgA-Gliadin-, Endomysium- und Transglutaminaseantikörpern (TG-IgA-IgG) sowie Deaminierten Gliadin-Peptid-Antikörpern (DGP). Bei einem IgA-Mangel müssen entsprechende IgG-Tests vorgenommen werden. Wie schon erwähnt, wird die Bedeutung speziell von IgG-Gliadinantikörpern von den meisten Autoren als unspezifisch angesehen. In neueren wissenschaftlichen Arbeiten mit Bezug auf glutenverursachte neurologische Symptome wird die Bedeutung dieser Antikörperklasse jedoch aufgewertet, da eine biopsiebewiesene Zöliakie sowohl bei nur IgG-positiven Patienten als auch bei nur IgA-positiven Patienten in gleicher Häufigkeit nachgewiesen werden konnte (35).

   Ebenso können auch Patienten mit einer negativen Zöliakieserologie bei der Dünndarmschleimhautbiopsie eine für Gluten typische Zottenatrophie aufweisen.

5.2   *Malabsorptionsparameter*

Diese weisen auf eine mangelhafte Aufnahme von Nährstoffen hin. Zu einer Abklärung gehören ein Hämatologiescreen, eine Bestimmung von Serumeisen, Folat, Vitamin B12, Zink und Homozystein. Entsprechend einer Studie von Jameson (36) mit dem Titel »*Trace metabolism in coeliac disease*« gehören die oben genannten zu den empfindlichsten Markern für eine pathologische

Schleimhautfunktion. In dieser interessanten schwedischen Untersuchung an 174 Patienten wurde eine histologische Beurteilung einer Dünndarmbiopsie vorgenommen und simultan verschiedene Laborwerte erhoben. Entsprechend dieser Untersuchung liegen bei Bestehen einer histologisch normalen Schleimhaut die Werte für z.B. *Folat bei ca. 15 nmol/l und nicht 7 nmol/l* wie allgemein angenommen, für *Eisen rund 20 mikromol/l und nicht 12 mikromol/l*. Somit wären die heute akzeptierten Normwerte als falsch zu bezeichnen.

Dies bedeutet zum Beispiel, dass ein Patient mit Osteoporose und einem Folatwert von 7 nmol/l oder einem Eisenwert von 12 mikromol/l nicht weiter untersucht wird, um einen eventuellen Schleimhautschaden nachzuweisen (u.a. mit Zölakiescreen und Dünndarmbiopsie). Somit könnte die eigentliche Ursache aufgedeckt werden, was eine ätiologische Behandlung zur Folge hätte.

5.3 Dünndarmbiopsie

Eine wichtige Untersuchung für den Nachweis einer Schleimhautdysfunktion besteht in einer Biopsie der Dünndarmschleimhaut.

Verschiedene Grade einer Zottenatrophie können vorgefunden werden. Doch auch Patienten mit einer mikroskopisch normalen Biopsie können an einer Zöliakie leiden, wie das Beispiel der Dermatitis herpetiformis zeigt. Es gibt neuerdings feinere Untersuchungsmethoden wie die Lymphozytentypisierung der Darmschleimhaut oder der Nachweis von nur funktionellen Veränderungen, wie eine erhöhte intraluminale IgA-Antikörpersekretion. Diese Tests gehören jedoch nicht zur klinischen Routine.

5.4 Resorptionstests

Bei einem Resorptionstest wird die Aufnahme einer Testsubstanz nachgewiesen. Die früher oft angewendete Xylose-Ausscheidungsprobe wird wegen unzureichender Spezifität nicht mehr durchgeführt.

An Stelle hat sich eine Cr-EDTA-Probe als zuverlässig gezeigt (37,38). Trotz ihrer Einfachheit wird diese Untersuchung erstaunlicherweise nur selten ausgeführt. Sie könnte nämlich, wie früher anhand des PEG-Testes bei der rheumatoiden Arthritis erwähnt, eine objektive Verlaufskontrolle bei einer Diätmanipulation ermöglichen.

5.5 Zusammenfassung der erhobenen Untersuchungsbefunde

Figur 4 stellt einen möglichen Untersuchungsgang bei einer vermuteten Nahrungsmittelüberempfindlichkeit dar.

Block A zeigt Krankheiten, welche mit einer Nahrungsmittelüberempfindlichkeit assoziiert sein können.

Block B zeigt Laborwerte, welche mit einer Malabsorption einhergehen können.

Der Ausfall der oben genannten Untersuchungsbefunde und das Vorliegen von Krankheiten, wie in der Figur 4 dargestellt, erlauben eine Einteilung von vermuteten Patienten in 3 Kategorien:

Gruppe I
Patienten mit einer *bewiesenen Zöliakie*, d.h. in ihrer »klassischen Form«, mit Nachweis einer pathologischen Zöliakieserologie, pathologischen Blutlaborwerten (Bsp. Folsäure, Eisen, Zink, Homozystein) und einer Zottenatrophie.

Gruppe II
Patienten mit einer *möglichen Glutenüberempfindlichkeit* oder *Überempfindlichkeit gegen andere Nahrungseiweiße*. Diese Patienten weisen eine negative Zöliakieserologie auf, haben jedoch positive Krankheitszeichen, wie in Block A aufgeführt, und pathologische Blutchemiewerte, entsprechend Block B.

Wenn jedoch eine Zottenatrophie bei der Biopsie nachgewiesen werden kann, fällt sie unter die Gruppe I. Wenn die Biopsie negativ ausfällt, kann es sich um sogenannte »NCGS«- Patienten handeln (früher beschrieben) oder um Patienten, welche eine Intoleranz gegen andere Nahrungseiweiße aufweisen. Das verursachende Agens kann nur durch eine gründliche Diätmanipulation entdeckt werden. Nähere Erläuterungen zu den Modalitäten eines solchen Diätversuches folgen im nächsten Kapitel.

Gruppe III

Es handelt sich hier um eine Gruppe von Patienten mit einer *klinisch vermuteten Nahrungsmittelüberempfindlichkeit*, welche Krankheitssymptome des Blocks A, Figur 4 aufweisen, jedoch mit weitgehend negativen Laborbefunden (wie in Block B beschrieben). Eventuell weisen sie Abweichungen in dem hier früher beschriebenen IgG-Antikörperscreen auf. Auch diese Patienten könnten eine Besserung mittels einer Diätmanipulation erfahren, wenn eine genügende Motivation auf Grund der Krankheitsschwere bestehen würde.

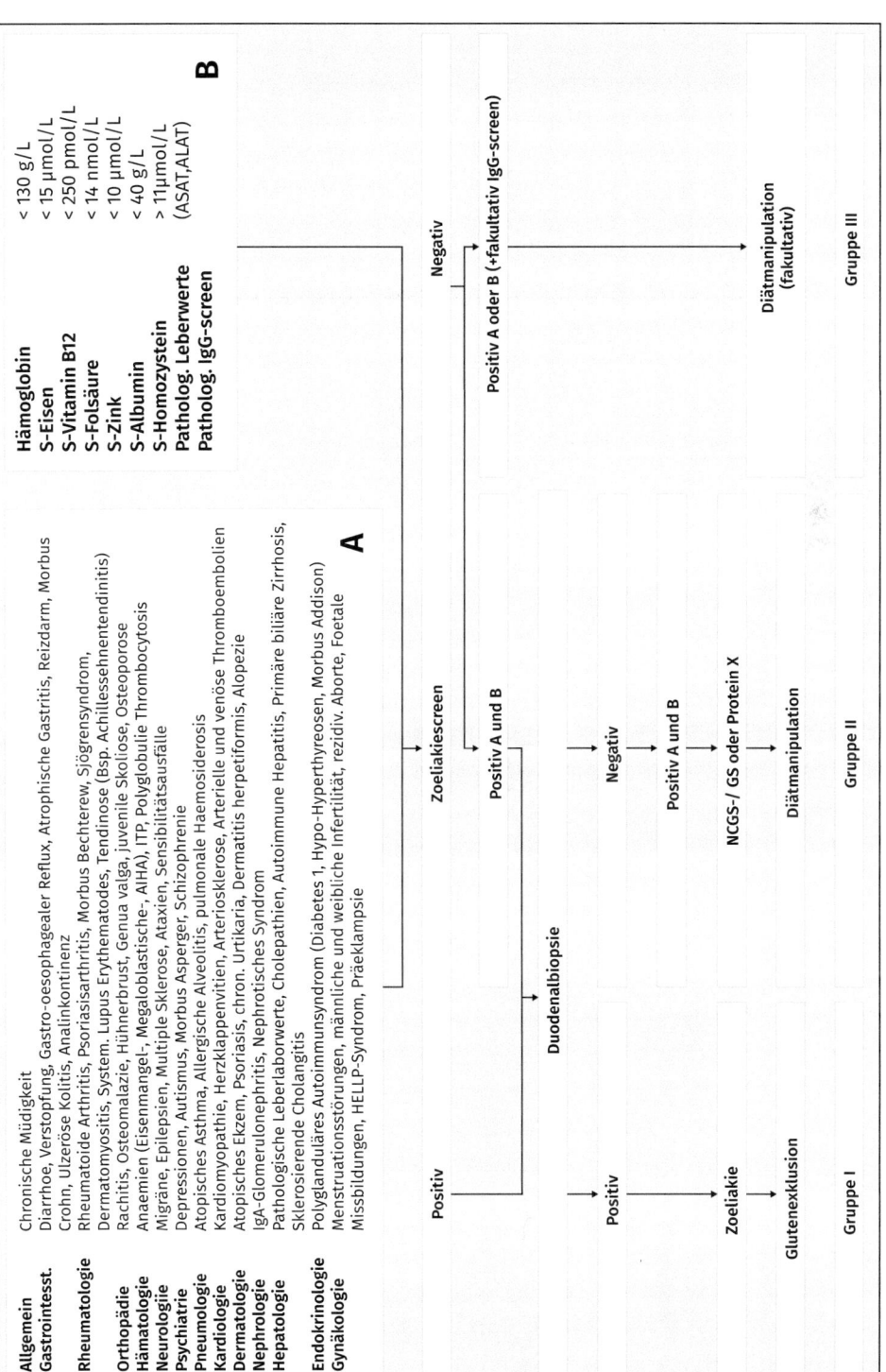

Figur 4: Untersuchungsgang und Patienteneinteilung entsprechend klinischen Krankheitszeichen (Block A) oder/und pathologischen Laborwerten (Block B).

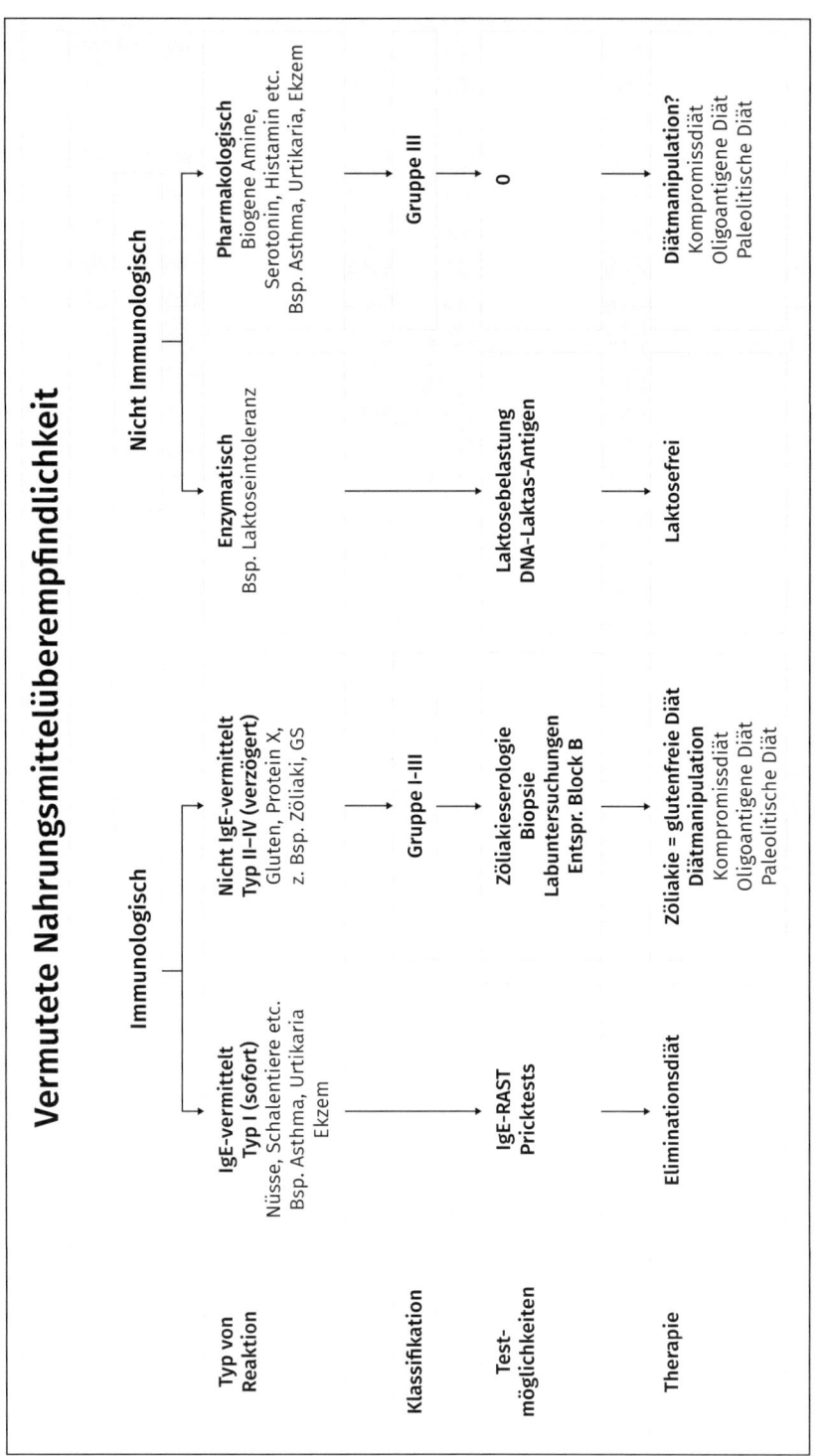

Figur 5: Immunologische und nichtimmunologische Mechanismen bei einer Nahrungsmittelüberempfindlichkeit

Kommentar zur Gruppeneinteilung

Fig. 5 ist eine weitere Darstellung über die Verhältnisse bei einer vermuteten Nahrungsmittelüberempfindlichkeit auf immunologischer oder nicht immunologischer Basis.

In der Gruppe I besteht die Gefahr einer Unterdiagnostizierung der Zöliakie, speziell bei Patienten, welche keine Magendarmstörungen aufweisen. Eine isolierte Osteoporose, eine chronische Anämie oder ausschließlich neurologische Beschwerden (siehe Fig. 4, Block A) sind Krankheitssymptome, welche nicht unmittelbar zu einer Assoziation mit einer Zöliakie führen. Diese Fälle gelten als kryptische oder asymptomatische Zöliakie.

Darüber hinaus gibt es eine weit größere Patientengruppe Gruppe II und III, welche unter einer Nahrungsmittelüberempfindlichkeit gegen Gluten oder andere Nahrungsmitteleiweiße leiden könnte. Dieses Erkenntnis beruht darauf, dass feine klinische Anzeichen oder pathologische Laborwerte wie Folsäure etc. übersehen werden. Wie erwähnt muss – zumindest in nordwestlichen Kulturkreisen – eine pathologische Schleimhautfunktion bis zum Gegenbeweis hauptsächlich als glutenausgelöst betrachtet werden.

Neuere Labortests erlauben es, früher nicht diagnostizierte Zöliakiefälle aufzudecken. Beispiele dafür wäre eine rektale Glutenbelastung (1) oder eine erhöhte Neopterinausscheidung (Zeichen für eine Monozytenaktivierung) (39). Andere sensitive Untersuchungsverfahren bestehen im Nachweis eines erhöhten Anteils von Gamma/Delta- Rezeptoren der Dünndarmlymphozyten (40) und/oder im Nachweis eines erhöhten Transglutaminaseantikörpertiters in der Dünndarmschleimhaut (mTGA) (6). Diese Tests werden jedoch in der klinischen Routine kaum angewendet.

6.   Behandlung = Diätmanipulation

Die einzige logische und effektive Behandlung bei vermutetem Vorliegen einer Nahrungsmittelüberempfindlichkeit wird ein Ausschluss des verantwortlichen Agens oder »Allergens« sein. Ausschluss bedeutet hier in diesem Zusammenhang nicht eine Verminderung, sondern einen rigorosen totalen Ausschluss des vermuteten Nahrungsmittels.

6.1   Nicht immunologisch definierte Diäten

Eine Vielzahl von Diätvorschlägen sind im Umlauf, wie z.B. eine Trennkostdiät oder eine Vegan- oder vegetarische Diät.

Die sogenannte *GI-Diät* (= Glykämischer Index) ersetzt die kurzkettigen Kohlehydrate mit verzögert abgebauten Kohlehydraten.

Eine *Atkinsondiät* oder eine »lowcarb and highfat«-Diät (*LCHF*) stellen ebenfalls nicht immunologisch definierte Diäten dar.

Die FODMAP-Diät nimmt eine Zwischenstellung ein und wird bei dem Reizdarmsyndrom besprochen.

Diese verschiedenen Diätalternativen sind in dem hier behandelten Zusammenhang nicht von Relevanz.

Die *paleolithische Diät* stellt jedoch eine Ausnahme dar und wird später in diesem Text näher erläutert.

6.2   Immunologisch definierte Diäten

Entsprechend der Abklärungsresultate und der Figuren 4 und 5 konnten 3 Gruppen von Patienten definiert werden.

Gruppe I
Diese Patienten haben die Diagnose einer klassischen Zöliakie und müssen deswegen lebenslänglich *Gluten* aus ihrer Nahrung *ausschließen*.
    Folgenden Punkten muss jedoch Beachtung geschenkt werden:

1) Auch minimale Glutenspuren können in sogenannten glutenfreien Produkten gefunden werden und die meisten Misserfolge einer Diätumstellung beruhen auf dem Vorliegen von versteckten Glutenquellen, auch wo sie gar nicht vermutet werden (zum Beispiel Kartoffelchips oder gewisse Cornflakessorten!).
    Cave! Die neueste EU-Regelung erlaubt eine Deklaration eines Nahrungsmittels als *glutenfrei*, wenn die Glutenmenge weniger als 20 mg/kg beträgt. Auch bei diesen geringen Mengen gibt es Patienten, die trotzdem darauf reagieren!
    Ein hundertprozentiges Einhalten der Diät ist sicherzustellen.

2) Anfänglich sollten für mindestens einen Monat ebenfalls sämtliche Milchprodukte weggelassen werden, da der die Milchlaktose spaltende Bürstensaum infolge des generellen Schleimhautschadens ebenfalls zerstört ist. Eine ausbleibende Besserung von eventuellen Darmsymptomen infolge einer nicht abgebauten Kuhmilchlaktose kann deshalb zu Misserfolg und Fehlinterpretation führen.
    Ebenfalls sind Sojaprodukte keine Alternative.

3) Wie Resorptionstests gezeigt haben, kann ein Schaden der Schleimhaut fortbestehen und eine Ausheilung kann verzögert oder inkomplett eintreten (37), wenn der korrekten Diagnose eine lange Krankheitsperiode vorausgegangen ist. Es ist deshalb empfehlenswert, die vor der Diagnose eingenommenen Medikamente, wie z.B. Protonenpump-Hemmer, so

lange als notwendig beizubehalten. Auch Nahrungsergänzungsmittel, wie wasser- und fettlösliche Vitamine, Mineralien sowie Magnesium, Selen und Zink haben sich initial als zweckmäßig erwiesen.

Auf Grund eines eventuell bestehenden Schleimhautschadens kann der Zutritt anderer Nahrungsmittel zum inneren Milieu erfolgen.

Die Durchführung eines kompletten IgG-Testpanels könnte in diesen Situationen zusätzliche, nützliche Hinweise ergeben. Die Bewertung dieser Ergebnisse muss jedoch mit Hilfe eines in diesen immunologischen Mechanismen bewanderten Arztes erfolgen. Oft wird von Patienten erlebt, dass sie vor der korrekten Diagnose zum Beispiel Äpfel nicht vertragen konnten; nach Ausheilung des Schleimhautdefektes kann diese sekundäre Unverträglichkeit verschwinden.

Gruppe II und III

In diesen beiden Gruppen (s. Fig. 5) sind das oder die verursachenden Antigene unbekannt. Einerseits besteht diese Gruppe aus glutenempfindlichen Patienten, welche nicht die strengen und engen Kriterien einer Zöliakiediagnose erfüllen, d.h. die Gruppe, welche in diesem Text als NCGS-Gruppe definiert wurde. Es kann sich aber hier auch um Patienten mit einer Unverträglichkeit gegen andere Nahrungseiweiße handeln. Aus den später im speziellen Teil erfolgenden Ausführungen über den Reizdarm, die Migräne, die rheumatischen Krankheiten usw. geht deutlich hervor, dass theoretisch eine große Anzahl von Nahrungseiweißantigenen in Frage kommen können. Dieser Sachverhalt erklärt, weshalb eine spezielle Diätumstellungstaktik angewendet werden muss.

Für die Gruppen II und III gilt Folgendes:

Diätinterventionen

Eine Eliminationsdiät, welche für schnelle IgE-vermittelte Krankheitserscheinungen anwendbar ist, kann bei diesen verzögerten immunologischen Mechanismen, bei welchen der Zusammenhang zwischen eingenommenem

Nahrungsmittel und Symptomen nicht offensichtlich ist, *nicht* angewendet werden.

Im Idealfall sollte einer Diätmanipulation eine medizinische Abklärung vorausgehen, so wie dies im vorherigen Kapitel beschrieben wurde.

Dennoch hat man in verschiedenen Diätmanipulationsstudien keine Abklärung durchgeführt; man ist von der rein klinischen Situation ausgegangen und hat verschiedene empirische (= aus Erfahrung) Diätverfahren angewendet.

Darüber hinaus ist die Motivation für eine Diätmanipulation abhängig von:
1. Leidensdruck,
2. erhofftem Erfolg,
3. einfacher oder komplizierter in Frage kommender Diätmanipulation.

Um im Einzelfall herauszufinden, welches oder welche Nahrungsmittelantigene in Frage kommen, gibt es folgende Möglichkeiten.

(Für alle Diätinterventionen gilt, dass nach einer diagnostischen Initialphase sukzessiv ein Nahrungsmittel nach dem anderen wieder eingeführt wird, unter Voraussetzung, dass Beschwerdefreiheit eingetreten ist.
Die Initialphase muss mindestens 4–6 Wochen dauern.
Die Einführung eines neuen Nahrungsmittels sollte in einem wöchentlichen Abstand erfolgen.)

Folgende Diätschemas könnten zur Anwendung kommen:

1) Die **einfachste Alternative** besteht in einem Ausschluss von Getreide- und Milchprodukten sowie Ei, künstlichen Farbstoffen und Konservierungsmitteln. Auch RAST-positive Nahrungsmittel sollten ausgeschlossen werden.
   Als Fleischquellen sind Geflügel- und Lammfleisch dem Rind- oder Schweinefleisch initial vorzuziehen. Backwaren und Teigwaren gibt es als glutenfreie Varianten im Handel und diese können als Ersatz dienen. Reismilch oder Kokosmilch sind auch empfehlenswert.

Frühestens nach einem Monat können neue Nahrungsmittel zugelegt werden, zuletzt Getreideprodukte, vorzugsweise Haferprodukte, welche sich als weniger schädlich erwiesen haben.

2) **Empirische oder sogenannte »Kompromiss«**-Diäten: Publizierte Untersuchungen bei verschiedenen chronisch-allergischen oder Autoimmunkrankheiten, wie z.B. dem Rheumatismus, haben mit Ausschluss eines arbiträren oder auf Erfahrung beruhenden Grund-»Nahrungsmittelpaketes« unterschiedliche Erfolgsquoten erzielt (s. Tabelle 6).

3) **Oligoantigene Diät:** Diese Diätmanipulation ist die radikalste Diätmethode, welche bei der später beschriebenen Migränestudie angewendet wurde. Mit diesem Untersuchungsverfahren konnten viele unerwartete »Zusatzsymptome oder Effekte« gefunden werden, welche mit anderen Methoden nicht aufzudecken gewesen wären. Zum Beispiel konnte bei diesen Migränepatienten durch diese Diätmanipulation auch ein zusätzlich bestehendes Asthma, ein atopisches Ekzem oder eine Epilepsie geheilt werden. Weitere Einzelheiten werden im Migränekapitel abgehandelt.
Der Ausgangspunkt dieser Methode besteht in einer relativ sicheren hypoallergischen oligoantigenen Basdiät. Diese Diät besteht aus einer Fleischsorte (Schaf- oder Geflügelfleisch), einem Kohlehydrat (Kartoffel oder Reis), einer Frucht (Banane oder Apfel) und einem Gemüse. Nach dem Eintreten einer Besserung, nach etwa 3 oder 4 Wochen, wird sukzessiv *ein neues Nahrungsmittel pro Woche* eingeführt, bis die Diät inhaltsmäßig qualitativ und quantitativ adäquat ist. Andere ähnliche Diätmethoden weisen den Fehler auf, allzu rasch neue Nahrungsmittel einzuführen.
Das Auftreten von Symptomen bei einer etwaigen Intoleranz gegen ein spezifisches Nahrungsmittel kann bisweilen bis eine Woche in Anspruch nehmen und setzt eine Belastung mit einer größeren Menge des vermuteten Allergens voraus. Diese Diätsuchmethode erfordert eine hohe Motivation und Anstrengung seitens des Patienten. In der Praxis kann es deshalb angebracht sein, es vorerst mit den oben beschriebenen Kompromissdiäten zu versuchen.

4) Die paleolithische Diät ist eigentlich nicht eine immunologisch definierte Diät und stammt von der Evolutionsmedizin. Sie stellt trotzdem eine immunologische »Urbasdiät« dar, da die meisten bekannten Antigene, wie Getreide- und Milchprodukte, ausgeschlossen sind. Diese Diät ist begrifflich und praktisch recht einfach zu handhaben. Ein weiterer Pluspunkt dieser Diät besteht darin, dass sie eine chronische Insulinüberproduktion durch das Vermeiden von anderen Kohlehydratquellen wie Reis und Kartoffeln verhindert.

Publizierte Zahlen über prozentuelle Verbesserung bei einigen Diagnosen			
Diätschemas bei verschiedenen Krankheiten			
Erkrankung	**Autor**	**Diättyp**	**Prozent. Verbesserung**
Reizdarmsyndrom	Alun Jones	Oligoantigene Diät	79 %
Migräne	Monro	Exklusion nach Rotationsdiät und entspr. RAST- Ergebnis	70 %
	Egger	Oligoantigene Diät	93 %
Rheumatoide Arthritis	Darlington	»Allergenreduzierte Kost« und glutenfrei	70 %
	Kjeldsen	Anfänglich fasten, danach glutenfreie Vegandiät für 3 Monate, vegetarische Diät für 9 Monate	100 %
	Hafström	Glutenfreie Vegandiät unter 12 Monaten	40 %
Atopisches Ekzem	Atherton	Milch- und hühnereifreie Diät	70 %
	Graham	Gluten- und milchfreie Diät	70 %
Psoriasis	Michaelsson	Glutenfreie Diät bei gliadinpositiven Pat	70 %
Multiple Sklerose	MacDougall	Paläolithische Diät: gluten-, milch-, kohle-, hydratfreie Diät: (Reis, Kartoffeln)	Einzelfälle

Tabelle 6: Diätschemas, welche bei einzelnen Krankheiten angewandt wurden.

6.3   Zusammenfassung

1) Die hier beschriebenen Diätschemata sind als Experimentaldiäten und als Mittel zum Zweck zu bezeichnen, um ein eventuelles oder mehrere eventuelle Antigene identifizieren zu können.

2) Leider können anfängliche Abstinenzerscheinungen fälschlicherweise als ein Misslingen des Diätversuches gedeutet werden.

3) Sojaprodukte als Ersatz sind nicht zu empfehlen.

4) Malzprodukte wie Bier und Whisky sind als Getreideprodukteabkömmlinge zu bezeichnen. Achtung auch für Zusatzstoffe wie Maltose und Weizenstärke!

5) Laktosefreie Produkte sind ungenügend, da die Unverträglichkeit der Milchprodukte meistens bei dem Eiweißanteil liegt. Ausgeschlossen sind natürlich sämtliche Milchprodukte wie Joghurt, Käse usw.

6) Wenn praktische Probleme mit dem Ausschluss von glutenenthaltenden Produkten wie Brot und Pasta bestehen, kann auf entsprechende glutenfreie Varianten gewechselt werden.

7) Kein Diätversuch kann sich als erfolgreich erweisen, wenn anfänglich Getreide- und Milchprodukte nicht ausgeschlossen sind.

8) Die definitive Diät muss kalorien- und inhaltsmäßig adäquat sein. Sie kann verschiedene Bezeichnungen haben, wie gemischte Diät, vegetarische Diät, Vegandiät usw.

9) Durch die erhoffte Ausheilung und »Dichtung« der Dünndarmschleimhaut kann erwartet werden, dass früher nicht tolerierte Nahrungsmittel, wie zum Beispiel Äpfel, wieder gegessen werden können.

7. Das Reizdarmsyndrom

Das Reizdarmsyndrom oder Colon irritabile stellt eine bekannte Krankheitsentität dar, mit Prädominanz für das weibliche Geschlecht. Ungefähr 15 Prozent der Frauen in Deutschland im Alter von 20–60 Jahren können betroffen sein. Blähungen, Durchfälle oder Obstipation und Bauchkrämpfe sind die Folge. Die Diagnose wird nach Ausschluss anderer pathologischer Zustände im Magendarmtrakt gestellt. Es handelt sich also um eine Ausschlussdiagnose.

Die englische Bezeichnung »Irritable Bowel Syndrome (IBS)« ist eher zutreffend, da die Ausdehnung oder Lokalisation des Geschehens sowohl Dünndarm als auch Dickdarm einbeziehen kann.

7.1 Aktuelle Situation

Dieser Symptomenkomplex muss gegenüber anderen Darmerkrankungen wie z.B. Zöliakie-, Magen-, Leber- und Gallenwegserkrankungen, Morbus Crohn und Colitis ulcerosa, Malabsorption, primären Laktasemangel und malignen Erkrankungen abgegrenzt werden.

Die Ursache des Reizdarmsyndroms wird als unbekannt bezeichnet und die Patienten erhalten Ratschläge wie Verminderung von Stresssituationen, Einhalten von geregelten Mahlzeiten; oft werden diverse Diätveränderungen verschrieben, wie die Einnahme von fiberhaltigen Getreideprodukten oder Milchprodukten wie Joghurt usw. Diese an sich gut gemeinten Ratschläge sind wahrscheinlich fehlerhaft oder teils sogar kontraindiziert. Die Patienten können körperlich und psychisch über Jahre hinaus schwer betroffen sein. Oft werden sie als neurasthenisch bezeichnet.

7.2 Allgemeine pathophysiologische Grundlagen

Obschon die medizinische Literatur seit langem Anhaltspunkte liefert, welche auf die Bedeutung von Nahrungsmittelgewohnheiten in der Genese des Reizdarmsyndroms hindeuten, ist die Fragestellung umstritten. Der Grund liegt wohl darin, dass allgemeine *immunphysiologische* Aspekte, *evolutionsbasierte* Erkenntnisse sowie in der medizinischen Literatur bekannte *empirische* Fakten übersehen werden.

Grundlegende immunphysiologische Mechanismen

Schutz und Abgrenzung des Organismus gegenüber Umweltfaktoren geschehen hauptsächlich durch das Ektoderm und Entoderm. Die schützende und abgrenzende Rolle des Ektoderms (»äußere Schutzschicht« = Haut) ist offenbar und allgemein anerkannt. Das Entoderm (»innere Schutzschicht« = Schleimhaut) besteht aus einer bronchialen Komponente und einer Darmkomponente. Die resorptive Darmoberfläche beträgt nach neuesten Messungen einer ungefähren Oberfläche von ca. 30 Quadratmetern. Das entodermale Immunsystem (MALT: Mucosal Associated Lymphatic Tissue) und insbesondere das darmassoziierte Immunsystem (GALT: Gastrointestinal Associated Lymphatic Tissue) stellen einen Schutz des »inneren Milieus« zur Bewahrung der Identität des Organismus dar. Bekannt sind Reaktionen des Bronchialsystems (MALT) gegenüber störenden Umweltfaktoren z.B. in Form eines Asthma bronchiale.

Es erscheint daher nicht unlogisch, dass das Darmsystem mit seinen Milliarden in und unter seiner Schleimhaut eingestreuten Lymphozyten eine ähnliche Funktion erfüllt. Diese peripheren Lymphozyten (»Grenzwacht«) leiten Informationen zu höher geschalteten Instanzen weiter, welche die Situation beurteilen und Anweisungen wieder an die Peripherie abgeben (sogenanntes »homing«).

Seit jeher bestand die große Herausforderung für das Immunsystem hauptsächlich in einer Bekämpfung verschiedener Infektionen; heute, vor allem in der industrialisierten Gesellschaft, ist die Herausforderung etwas komplexer. Teils gilt es, den Folgen unseres Wohlstandes entgegenzutreten, teils die Verteidigung des Organismus gegenüber schädlichen toxischen oder nahrungsmittelbedingten Faktoren zu bewerkstelligen. Dies bedeutet, dass ein nicht geringer Anteil der Patienten, welche ärztliche Hilfe suchen, an allergischen oder Unverträglichkeitssymptomen leiden können.

Evolutionsbasierte Aspekte

Der Nahrungsmittelfluss, der heute in unserer westlichen Gesellschaft den Darmtrakt belastet, weist eine völlig andere Zusammensetzung auf im Vergleich zu der Ernährung, welche für Hunderttausende von Jahren üblich war. Wie hier schon früher erwähnt, stellt unsere getreide- und milchproduktreiche Ernährung aus anthropologischer Sicht eine Neuheit dar, erstmals vor ca. 10 000 Jahren eingeführt. Um vom Immunsystem eine genügende Adaptation erwarten zu können, ist diese in Evolutionsparametern gemessene Zeitspanne zu kurz.

Es ist deshalb nicht von ungefähr, dass sich das sehr vigilante immunologische (Darm-)System heute einer großen Herausforderung zu stellen hat. Nicht nur die Folgen der Essgewohnheiten unserer Agrargesellschaft, sondern auch die Folgen einer industriell modifizierten Nahrungsmittelproduktion sind zu bewältigen. Die primitiven Getreidesorten sind laufend zu glutenangereicherten Getreidesorten veredelt worden, unter anderem um die Backeigenschaften zu verbessern.

Empirische Fakten

Wie angedeutet, findet sich doch eine Vielzahl von medizinischen Publikationen und Angaben, welche die heutigen gängigen Diätvorschläge zum Reizdarmsyndrom ablösen könnten.

Unter anderen war es zum Beispiel der Amerikaner Rowe, welcher über

Jahrzehnte in seinem Buch »*Food Allergy*« Fürsprecher für eine Getreide-, Milch- und fruchtfreie Diät war.

Ebenso haben angelsächsische Autoren, wie Alun Jones, Hunter und Nanda von Oxford, voraussetzungslose und umfassende Untersuchungen durchgeführt.

Alun Jones und J.O. Hunter publizierten schon 1982 einen Artikel im Lancet: »*Food Intolerance: a major factor in the pathogenesis of irritable bowel syndrome*« (41). Weitere Arbeiten erschienen in der Folge über ihre Erfahrungen bei ca. 200 Patienten (42). Die gewählte Methode bestand in der Verabreichung einer oligoantigenen Diät mit einer Fleischart, einer Frucht, einem Gemüse, Salz und Wasser als Ausgangspunkt. Sukzessiv wurden in dreitägigen Abständen neue Nahrungsmittel eingeführt, bis die Diät sozial und inhaltsmäßig akzeptabel erschien. Bei 144 von 182 Patienten trat nach der ersten Woche eine Besserung ein (79 %). In der Folge konnten 122 Patienten dieser Gruppe das oder die verantwortlichen Nahrungsmittel identifizieren (67 %). Verursachende Nahrungsmittel waren mit ihrem prozentualen Anteil

1) *Getreideprodukte* mit 40–60 %
2) *Milchprodukte* mit ca. 40 %
3) *Übrige* mit ca. 20 %, Kaffee, Ei, Tee, Schokolade, Nüsse, Zwiebeln, Zitrone, Kartoffeln und Konservierungsstoffe.

Hervorzuheben ist, dass 60 % der Patienten eine Intoleranz gegenüber Weizen aufwiesen.

(Ähnlich positive Ergebnisse konnten bei Morbus Crohn vom gleichen Autor nachgewiesen werden. Da diese Krankheit jedoch zu schwerwiegenden chirurgischen Komplikationen führen kann, wird in diesem Rahmen verzichtet, darauf näher einzugehen. Auch bei einer Colitis Ulcerosa könnte ein positiver Effektdurch eine Diätmanipulation vor allem nach Ausschluss von Milch- und Getreideprodukten erwartet werden.)

Nanda und Mitarbeiter erhielten ähnliche Resultate in einer Studie mit 189 Patienten: »*Food intolerance and the irritable bowel syndrome* (43).

Die initiale Diät war doch etwas weniger rigoros, *mit Ausschluss von Getreide- und Milchprodukten, Zitrusfrüchten, Kartoffeln, Tee, Kaffee, Alkohol, Farbstoffen und Konservierungsmitteln.* Bei 72 Patienten (40 %) konnte eine permanente Besserung erzielt werden. Die meisten Patienten wiesen eine Intoleranz gegen 1–5 Nahrungsmittel auf. Die hauptsächlichen Verursacher waren ungefähr mit gleichem Anteil die Milchprodukte (40 %) und die Getreideprodukte (40 %).

Ein neuer Ansatz ist die FODMAP-Theorie, welche die folgenden Komponenten als mögliche Verursacher bei dem Reizdarmsyndrom angibt (7): Dies sind vier Gruppen von fermentierbaren 1) Oligosacchariden (Weizen, Roggen, Leguminosen, verschiedene Gemüse- und Fruchtsorten, 2) Disacchariden (Milch, Jogurt und Weichkäse, speziell Laktose), 3) Monosacchariden (verschiedene Früchte, Honig u.a.) und 4) Polyolen (spezielle Fruchte- und Gemüsesorten und Süßstoffe).

7.3   Mechanismen

Die ursächlichen Faktoren bei dieser Nahrungsmittelunverträglichkeit können sehr unterschiedlich sein und folgen nicht unbedingt einem immunologischen Muster, wie aus der früher aufgezeigten Tabelle 1 und der Figur 5 hervorgeht.

A. Nicht immunologisch bedingte Nahrungsmittelreaktionen

1. Psychologisch bedingt
2. Durch Zusatzstoffe: - Lebensmittelfarbstoffe
                                      - Konservierungsmittel
3. Pharmakologisch bedingt: - Biogene Amine, wie Serotonin,
                                         Histamin, Tyramin, etc.
                                      - Exorphine
4. Durch Enzymdefekte: - Laktasemangel, Fruktoseintoleranz
5. Durch pathologische Fermentation: - Stärkeprodukte, siehe Fodmap

B. Immunologisch bedingte (Nahrungsmittel-) Reaktionen

IgE-vermittelt (sofort)	Typ I:	- Mastzelldegranulation
		- Beispiele: Asthma, Ekzem, Urtikaria
Nicht IgE-vermittelt (verzögert)	Typ II:	- IgA-, IgG-, IgM-Antikörperproduktion
		- Beispiele: Transfusionsreaktionen, Myasthenia gravis, Goodpasture-Syndrom, Pemphigus vulgaris
	Typ III:	- Immunkomplexbildung (Antigen+Antikörper)
		- Beispiele: Rheumatoide Arthritis, SLE, Dermatomyositis
	Typ IV:	- Zell vermittelte Reaktion: B- und T-Lymphozytenaktivierung
		- Beispiele: Diabetes Typ I, Hashimoto thyreoiditis

Tabelle 1: Nicht-immunologisch und immunologisch bedingte (Nahrungsmittel-) Reaktionen

Nicht immunologische Mechanismen

Faktoren, welche eine *Nahrungsmittelüberempfindlichkeit* verursachen könnten, wären zum Beispiel der Inhalt an Antinutrienten eines Nahrungsmittels; eventuell auch leicht abbaubare Stärkeprodukte, welche zu Meteorismus und Gasbildung führen können (siehe auch FODMAP-Theorie).

Andere Faktoren, welche diskutiert werden, sind zum Beispiel ein Laktasemangel, eine Prostaglandinüberproduktion, Veränderungen in der Darmflora oder eine veränderte Darmhormonproduktion von Sekretin und Cholecystokinin. (Eine verminderte Produktion dieser beiden Hormone wurden übrigens dem Gluten zugeschrieben.)

Auch eine unkoordinierte und pathologische Peristaltik kann eine Rolle spielen. Kann das Reizdarmsyndrom einen mehr oder weniger erfolgreichen Versuch des Organismus darstellen, sich durch einen Mechanismus einer »Antigenexklusion« (= Expulsion) von unerwünschten Nahrungsmitteln zu befreien? Dies kann sich als Diarrhöe oder in einem anderen Motorikmuster der Darmmuskulatur manifestieren, wie zum Beispiel einer antero- und retrograden Peristaltik (Waschmaschineneffekt).

In diesem Zusammenhang muss man sich an die Zeiten erinnern, in denen die Kuhmilchernährung des Säuglings üblich war. Die damit verbundenen Stenose- und Refluxprobleme verminderten sich drastisch mit der Re-Popularisierung des Stillens.

Immunologische Mechanismen

Wie erwähnt gehören Getreide- und Milchprodukte zu den häufigsten Verursachern. Ein Grund dafür könnte in einer *immunologischen Reaktion* auf diese Nahrungsmittel gesucht werden. In einer Metaanalyse (44) zeigte es sich, dass eine biopsiebewiesene Zöliakie, im Vergleich zu einer Kontrollgruppe, viermal häufiger in der Reizdarmgruppe vorlag. In den vorliegenden Diätmanipulationsstudien wurden leider keine hämatologischen oder serologischen Untersuchungen durchgeführt.

Indirekte Anhaltspunkte, welche auf eine immunologische Reaktion auf Getreide- und Milchprodukte hindeuten, gehen aus unterschiedlichen geographischen Häufigkeitszahlen hervor, sowohl für die Zöliakie als auch für zöliakieassoziierte Erkrankungen, wie zum Beispiel dem Rheuma, der Schuppenflechte und dem Diabetes 1.

Nordwesteuropa, am Beispiel Schweden oder Irland, weist eine unverhältnismäßig hohe Rate dieser Krankheiten auf. Einerseits beruht diese Tatsache auf einer hohen Prävalenz des zöliakieassoziierten HLA B8/DR 3/4-Status; andererseits, insbesondere in Schweden, auf einen hohen Konsum von Getreide- und Milchprodukten. In der zitierten Jones-Hunter-Studie wiesen 60 % der Patienten eine Unverträglichkeit gegenüber Weizen auf; wahrscheinlich ist eine Anzahl dieser Patienten glutenempfindlich.

7.4 Abklärung

Bei chronischen Bauchbeschwerden sollten *hämatologische, laborchemische und serologische* Untersuchungen veranlasst werden, siehe Block B in Figur 4. Pathologische Eisen- und Folatwerte sind sensible Indikatoren für eine pathologisch funktionierende Dünndarmschleimhaut, diese Abweichungen sind glutenverdächtig. Ein erhöhter Homozysteinspiegel kann auf eine Störung in der Vitamin-B12-Folsäure-Achse deuten. Wie schon mehrmals erwähnt, ersetzt eine Homozysteinbestimmung eine gleichzeitige Untersuchung des Vitamins-B12- und des Folsäurespiegels nicht, da pathologische Homozysteinwerte sowohl auf eine metabolische Störung des Vitamins B12 als auch der Folsäure hindeuten können. Demzufolge ist eine reine Substitutionstherapie ungenügend, ohne dass der Hintergrund dieser Störung erklärt ist. Eine *Zöliakieserologie* gehört zur Minimaluntersuchung.

Ist die Zöliakie oder eine Glutensensitivität beim Reizdarmsyndrom heute unterdiagnostiziert?

Das Vorliegen einer Zöliakie oder einer Glutensensitivität (NCGS) wird beim Reizdarmsyndrom wahrscheinlich unterschätzt. Eine Unterdiagnostizierung könnte oft Folge einer Nichtbeachtung folgender Faktoren sein:

1) Da die Zöliakieserologie oft versagt, ist bei ausgesprochenen Symptomen eine Dünndarmbiopsie angezeigt.
2) Beim Vorliegen eines pathologischen Laktosetests muss ein *sekundärer Laktasemangel* im Rahmen einer geschädigten Darmschleimhaut bioptisch *ausgeschlossen werden*.
3) Es wird oft zu einseitig auf einen eventuellen Vitamin-B12-Mangel fokussiert. Wie erwähnt, gehört eine gleichzeitige Bestimmung anderer Parameter wie Eisen, Folat und Homozystein zur Untersuchung, um Fehlschlüsse zu vermeiden.
4) Im allgemeinen Teil ausführlich besprochen, werden oft zu tief gesetzte Normwerte, zum Beispiel des Folats und des Eisens, gesetzt. Dies hat zur Folge, dass eine weitere Untersuchung unterbleibt, um einen eventuellen Schleimhautschaden auszuschließen.
5) Ein negativer Zöliakiescreen schließt eine Zöliakie oder einen zöliakie-ähnlichen Vorgang nicht aus.
6) Das Beispiel der Dermatitis herpetiformis belegt, dass Gluten, auch in Abwesenheit einer Zottenatrophie, ursächlich für die Krankheitsentstehung verantwortlich ist.
7) Neuere, empfindlichere, nicht routinemäßig durchgeführte Tests, wie eine rektale Glutenbelastung sowie eine erhöhte Neopterinausscheidung, CrEDTA-Tests und eine Typisierung der intestinalen Lymphozyten, könnten in Zukunft eine größere diagnostische Treffsicherheit bedeuten.
8) IgE- und RAST-Tests sind fälschlicherweise angewendete Tests bei einer verzögerten Nahrungsmittelüberempfindlichkeit – abgesehen von wenigen Ausnahmen.
9) Leider gibt es immer noch keine objektive Laborparameter, welche eine Glutenüberempfindlichkeit ausschließen können.

7.5   Behandlung

Abgesehen von einer symptomatischen Behandlung könnte eine korrekt ausgeführte Diätmanipulation bei einer Vielzahl von Patienten von Nutzen sein. Leider ist es schwierig, eine brauchbare methodologische Alternative zu finden, da objektive Testmöglichkeiten oft fehlen, um ein eventuelles Antigen zu identifizieren. Die früher hier erwähnten IgG-Tests könnten unter Aufsicht eines Arztes von Nutzen sein.

Folgendes Vorgehen empfiehlt sich doch:
1) *Laktosefreie Ernährung* während 3–4 Wochen.
2) Wenn keine Beschwerdefreiheit eingetreten ist, kann eine Milch- und milchproduktfreie Diät (auch sojafrei) während 3–4 Wochen versucht werden. (Reismilch kann eine Alternative sein.)
3) Ein relativ einfaches und in einem Symposium vom englischen Gastroimmunologen J. Brostoff propagiertes Verfahren besteht in einem Ausschluss von Getreide- und Milchprodukten, Hühnerei und Farbstoffen (siehe Textauszug unten).
4) Entsprechend der hier zitierten Arbeit von Alun Jones und Hunter bestünde eine weitere Methode darin, Nahrungsmittel auszuschließen, welche eine circa 20%ige Wahrscheinlichkeit für eine Intoleranz aufwiesen. Sukzessiv kann die Diät erweitert werden.
5) Die FODMAP-Diät ist eine weitere, doch recht komplizierte Möglichkeit.
6) Eine radikale Diätmanipulation besteht in der Methode einer *oligoantigenen Diät*, welche in der eben angeführten Arbeit von Jones und Hunter angewendet wurde.
7) Last but not least könnte eine *paleolithische Diät* erfolgreich sein. Außer den Getreide- und Milchprodukten (Nebeneffekt: glutenfrei!) sind die u.A. zu Blähungen führenden Stärkeprodukte Kartoffeln und Reis ausgeschlossen.
8) Die überragende Rolle der Darmflora (Mikrobiotik) ist von großer Aktualität. (In dieser Hinsicht wäre eine Faecestransplantation eine Möglichkeit, ist jedoch bislang dem Morbus Crohn und der Colitis Ulcerosa vorbehalten.)

7.6   Zusammenfassung

1) Welche Mechanismen genau bei dem Reizdarmsyndrom zugrunde liegen, ist unklar und umstritten. Sowohl nicht immunologische als auch immunologische Faktoren können beteiligt sein.
2) Entsprechend der zitierten Arbeiten könnte ein Ausschluss gewisser Nahrungsmittelgruppen eine Erfolgsquote zwischen 40–70 % bedeuten.
3) Oft reicht eine der beschriebenen empirischen Kompromissdiäten oder die paleolitische Diät aus.
4) Bei genügender Motivation und ausgesprochenen Beschwerden stellt die oligoantigene Diätmanipulation die radikalste und aufwendigste Möglichkeit dar.

Auszug aus einem Symposium mit Fragen-Antworten-Austausch zwischen (schwedischen) Gastroenterologen (W. und andere) und Jonathan Brostoff, britischer Gastroimmunologe:

W: In clinical medicine, you very often see a syndrom that american gastroenterologists call »bloating«. This is of course an invitation to put the blame on some allergy. Bloating, especially in middle-aged or elderly ladies, consists of very rapid distension of the abdomen, with severe pain. It has so far been completely impossible to find foodallergens that cause it. Have you any experience with such patients, or have you tried to analyse if there could be some allergic reaction in the bowel?

B: Yes, I have a lot of these patients. They're normally called the polysymtomatic middle-aged women, therefore neurotic. However, many of these women I think are suffering from an immune-complex disease of multiple causation, and the bloating in some of these, is quite clearly food-related. We have done double-blind challenges and shown it.

W: Have you been able to treat it by changing the diet?

B: Yes, by avoidance. A proportion are very much better.

J: What do you mean by diet? Is it fasting, is it a vegetarian diet, or is it true health food?

B: It's to some extent health food, but they avoid four main items: dairy products, cereal grain, eggs and also colouring matters. It sounds very drastic, but they can eat fruit, vegetables, meat, nuts, fish. In fact it's a very healthy diet, and many of these patients do extremely well. Then you sequentially challenge with food families. It is exactly the same as Dr. Soothill is doing in the pediatric migraine.

J: But some of the foodstuffs that you named, such as nuts and fish, are regarded as very potent allergens. If you believe that there is something wrong with their immune regulatory system involving IgE, isn't it dangerous to put them on potential allergens?

B: The fact is, that it's not dangerous.

8. Migräne

Die Migräne ist eine chronische Krankheit mit intermittierend und akut auftretenden typischen Kopfschmerzattacken. Die Prävalenz wird für eine Normalpopulation auf 20 % geschätzt, mit einer Prädominanz für das weibliche Geschlecht.

Die Migräne bedeutet eine ausgesprochene Belastung für den Patienten und führt einen nicht zu vernachlässigenden Medikamentenkonsum mit sich.

Die Ursache wird als multifaktoriell bezeichnet; bekannte Auslöser sind zum Beispiel psychischer und physischer Stress, hormonelle Störungen beim weiblichen Geschlecht, intensives Licht und Geräusche. Auch biogene Amine wie Histamin, Tyramin, Phenyletylamin, Serotonin in Lebensmitteln wie Schokolade, Käse, Wein, Fisch, Salami und Nüsse können Anfälle auslösen. Trotzdem bleibt die wirkliche Ursache in den meisten Fällen unbekannt.

Die Migräne kann schon im Kindesalter auftreten und sich als Schreianfall, Blässe und Erbrechen manifestieren. Symptome wie Erbrechen und Bauchschmerzen treten im Kindesalter öfter auf als beim Erwachsenen. Schon Hippokrates wies darauf hin, dass Erbrechen die Migränesymptome lindern konnte.

8.1 Aktuelle Situation

Viele Patienten vermeiden die soeben erwähnten Nahrungsmittel, ohne eine Linderung zu erfahren. Umgekehrt genießen viele Patienten diese Nahrungsmittel, ohne dass es zu einer Schmerzattacke kommt. Andere Nahrungsmittel, die zur Grundernährung gehören und in großen Mengen eingenommen werden, wie Getreide- und Milchprodukte, Fisch, Hühnerei, werden als potentielle Auslöser weniger in Betracht gezogen.

Die aktuellen Therapiemöglichkeiten bestehen in der Anwendung von potenten und effektiven symptombekämpfenden Arzneimitteln. Diese Situation führt leider zu einer Vernachlässigung einer diesbezüglichen voraussetzungslosen Grundforschung.

8.2   Literaturangaben

Nahrungsmittel und Migräne

Eine Möglichkeit zu einer ursachenorientierten Behandlung geht aus einigen brillanten Untersuchungen führender britischer Immunologen hervor. Aus unerklärlichen Gründen wurden die Ergebnisse dieser Studien weitgehend ignoriert. Diese sorgfältigen und nach unserer Kenntnis, in diesem Umfang, nicht mehr wiederholten Untersuchungen wiesen auch auf die Möglichkeit hin, dass eine Vielzahl von Nahrungsmitteln als Ursache in Frage kommen können, und dass eine adäquate Untersuchungstaktik zu positiven Ergebnissen bei dieser Krankheit führen kann. Diese Resultate können schwerlich von Allergologen übersehen werden.

Monro, Brostoff

In einem Artikel im Lancet »*Food Allergy in Migraine*« (28) und in einem weiteren Artikel in der gleichen Zeitschrift »*Migraine is a Food Allergy disease*« (30) beschreiben Monro und Brostoff (u.a. Autor eines Immunologiestandardwerkes), wie es gelungen ist, Anfallsfreiheit bei 23 von 33 Patienten (70 %) mit Migräne erreicht zu haben. Dies gelang durch eine Kombination eines Eliminationsversuches und RAST-Tests (spezifische IgE-Tests gegenüber eines Nahrungsmittels). Wiederum sind die häufigsten identifizierten Nahrungsmittel Getreide und- Milchprodukte. Es besteht eine gute Übereinstimmung zwischen positivem RAST-Test und den verantwortlichen Nahrungsmitteln. Interessant in diesem Zusammenhang ist die Tatsache, dass IgE-Gesamttiter nicht zuverlässige Indikatoren für ein Vorliegen einer Unverträglichkeit waren. 30 % der RAST-positiven Patienten wiesen einen IgE-Titer unter 40 mg/ml auf und nur zwei von allen Patienten hatten einen Titer über 400 mg/ml. Gleichzeitig waren kutane Pricktests völlig unzuverlässig.

Prophylaktisch peroral zugeführtes Lomudal (Sodium chromoglycat) konnte in einigen Fällen eine Schmerzattacke verhindern. Lomudal ist ein Mastzellenstabilisator mit Wirkung auf lokaler Ebene im Darm. Durch die Verhinderung einer Mastzelldegranulation und Ausschüttung von Histamin kann ein immunologischer »Trigger« blockiert werden, der wiederum eine Antigenaufnahme, Immunkomplexformation und Freisetzung von Mediatorsubstanzen verhindert.

Egger, Soothill

1983 publizierte eine Gruppe unter der Leitung des führenden pädiatrischen britischen Immunologen Soothill eine sehr wichtige und komplexe Studie im Lancet mit dem Titel »Is migraine food allergy?« (29). In dieser Studie wurden 88 Migränepatienten im Alter von 3–16 Jahren untersucht. 93 % der Patienten wurden unter einer »oligoantigenen« Diät anfallsfrei. Diese Ergebnisse konnten durch einen parallel durchgeführten Doppelblindversuch bei 40 Patienten bestätigt werden.

Somit konnte eine noch bessere Erfolgsrate als beim von Brostoff untersuchten Kollektiv erzielt werden – dies vermutlich dank einer noch radikaleren Diätmanipulationsmethode – welche als ersten Schritt nur eine Fleischart zuließ (Geflügel oder Lamm), ein Kohlehydrat (Kartoffel oder Reis), eine Fruchtsorte (Apfel oder Banane), und eine Gemüseart. Patienten, welche unter dieser Diät nach 3–4 Wochen nicht anfallsfrei wurden, wechselten auf eine ähnliche Diät, welche die zweite zugelassene Alternative von Nahrungsmitteln beinhaltete. Nach Anfallsfreiheit wurde in einem wöchentlichen Takt ein Nahrungsmittel nach dem anderen wieder eingeführt bis die Schlussdiät inhaltsmäßig komplett erschien. Dank dieser revolutionerenden Suchmethode konnten mehrere interessante Aspekte aufgedeckt werden.

1) Anzahl Nahrungsmittel als Ursache für einen Migräneanfall

Wie in der Monro-Brostoff -Untersuchung liegt eine Prädominanz für gewisse Nahrungsmittel vor, in abnehmender Folge von *Kuhmilch, Hühnerei, Schokolade, Orangen, Weizen, Käse, Tomaten, Tartrazin, Roggen, Fisch Schweinefleisch, Rindfleisch und Mais.* Diese Liste führt jedoch nur die häufigsten verursachenden Nahrungsmittel auf. Die meisten Patienten wiesen eine Allergie auf eines oder mehrere Nahrungsmittel. Es wurde auch bemerkt, dass eine Reaktion auf ein Nahrungsmittel eine Latenzzeit bis zu einer Woche aufweisen konnte. Dieser Umstand wurde dem Vorliegen einer verzögerten immunologischen Reaktion (also Typ II–IV zugeschrieben).

2) Positive und unerwartete»Nebeneffekte« einer oligoantigenen Diätmanipulation

a) *Vor Diätanfang klagten 61 Patienten gleichzeitig über Bauchbeschwerden; unter Diät bloss 8 Patienten.* Bauchbeschwerden waren oft das erste Zeichen unter Provokation mit einem neuen Nahrungsmittel. Dies könnte damit erklärt werden, dass der Darmtrakt die »Eintrittspforte« zum immunologischen System darstellt.

b) *Viele Patienten wiesen andere Allergien auf* und oft eine große erbliche Belastung für allergische Erkrankungen. Einige allergische Symptome wie allergische Rhinitis, atopisches Asthma und atopisches Ekzem erfuhren eine Besserung unter dieser Diät.

c) *41 Patienten wiesen vor Diätbeginn Verhaltensstörungen und hyperkinetische Symptome auf; nach Diätumstellung jedoch lediglich 5 Patienten.* Diese Ergebnisse führten danach zu einer ähnlichen Studie über hyperkinetische Kinder im Lancet (125,126) (siehe späteres Kapitel). Eine 2011 publizierte Untersuchung konnte diese Resultate bestätigen (127).

d) *Assoziierte Epilepsieanfälle* wurden oft soweit *gebessert,* dass viele Patienten auf eine antiepileptische Therapie verzichten konnten.

e) *Gänzlich unerwartete Symptome wie z.B. Gliederschmerzen, Krämpfe, Vaginalausfluss verminderten sich drastisch unter Diät.*

3) Unspezifische Auslösungsfaktoren bei der Migräne, vor Diätanfang und nach Diätumstellung.

»Nicht«- nahrungsmittelbedingte auslösende Faktoren wie physischer oder psychischer Stress, Licht- und Lärmüberempfindlichkeit verschwanden unter Diät praktisch vollständig. Ausnahmen waren Zigarettenrauch und Parfüm. Dies wurde als eine Allergie auf inhalierte Antigene gedeutet.

4) Weitere Ergebnisse

Oft angewendete Ratschläge, Nahrungsmittel wie Käse und Schokolade zu meiden, hätten in dieser Studie nur bei 5 von 88 Patienten Erfolg gehabt. Ausschluss von Farbstoffen und Konservierungsmitteln wiesen nur einen marginalen Effekt auf.

Pricktests: 72 % aller Patienten hatten positive Pricktests gegen einen oder mehrere der 28 getesteten Antigene. Angesichts eines Erfolgs der Diätumstellung konnte jedoch kein Unterschied zwischen testpositiven und testnegativen Patienten festgestellt werden.

Wie in der Brostoff-Studie, wiesen lediglich 28 % der Patienten einen erhöhten IgE-Titer auf. Dieser Test konnte damit nicht wegleitend für das eventuelle Vorliegen einer Allergie sein.

5) Zusammenfassung

Diese sehr sorgfältigen Studien konnten einen positiven Effekt einer Diätmanipulation bei 70–90 % der Patienten belegen; also einen ausgeprägteren Zusammenhang zwischen Nahrungsmitteln und Migräne nachweisen als dies aus gängigen Publikationen hervorgeht.

6) **Die Mechanismen** können vielfältig sein; anzunehmen ist, dass das ganze Register von »adverse reactions to food« vorliegen kann. Dies gilt sowohl für die Migräne als auch für die später hier geschilderten chronischen Krankheiten.

Im Zusammenhang mit nachgewiesenen Verhaltensstörungen kann man auch einen pharmakologischen »Endorphin«-Effekt vermuten. (Wie im allgemeinen Teil beschrieben wurde, konnte ein Opioideffekt [»Exorphin«-Aktivität] zum Beispiel von Gliadin- und Kaseinpeptiden nachgewiesen werden. Diese binden sich im gleichen Umfang wie Morphin an zentralnervöse Rezeptoren.)

Somit gibt es in diesen Untersuchungen Anhaltspunkte dafür, dass *verschiedene immunologische Mechanismen*, Typ I–IV, also einer sowohl akuten IgE-vermittelten als auch verzögerten nicht IgE-vermittelten Nahrungsmittelüberempfindlichkeit vorliegen. Ebenfalls könnte es sich um *nicht immunologische reine Intoleranzerscheinungen* handeln. (Siehe Tab. 1 und Fig. 5.)

8.3 Abklärung

Nebst anamnestischen Daten über mögliche Allergien oder Unverträglichkeiten in der persönlichen Anamnese und der Familienanamnese sind Laboruntersuchungen entsprechend den Leitlinien aus dem allgemeinen Teil (= Block B Fig. 4) angebracht, wie die Bestimmung von Eisen, Folat, Vitamin B12 und Homozystein usw. Pathologische Werte erfordern eine zusätzliche Untersuchung mit einem Zöliakiescreen. Diese Untersuchungen können mit RAST-Tests gegen verschiedene Nahrungsmittel vervollständigt werden. Auch ein erweiterter IgG-Screen kann hilfreich sein.

8.4   Behandlung

Bei der Migräne kann es schwierig sein, das oder die verursachenden Nahrungsmittel auszumachen.

Folgende Alternativen stehen zur Verfügung:

1) In erster Linie kann man mit einer *einfachen Diätumstellung* beginnen, bei der man Milch- und Getreideprodukte sowie Ei, Schokolade, Orangen und für den individuellen Patienten RAST-positive Nahrungsmittel ausschließt. Eventuell kann das Ergebnis eines IgG-Screens mit den eventuell identifizierten allergischen Nahrungsmitteln von Hilfe sein.

2) *Oligoantigene Diät*
   Diese stellt die Originaldiätsuchmethode dar, welche in der Soothill-Studie angewandt wurde und eine Erfolgsrate von über 90 % aufwies.

8.5   Zusammenfassung

1) Nicht-immunologische und immunologische Ursachen können der Migräne zugrunde liegen.

2) In der Vielfalt von möglichen verursachenden Nahrungsmitteln stechen vor allem Milch- und Getreideprodukte, Orangen, Schokolade sowie Hühnerei hervor.

3) In erster Linie könnten empirische oder sogenannte Kompromissdiäten versucht werden. In jedem Fall müssen jedoch Milch- und Getreideprodukte gemieden werden. Wie aus den zitierten Studien mit RAST-Untersuchungen hervorgeht, muss man auch die Möglichkeit in Betracht ziehen, dass nur einzelne Nahrungsmittel wie zum Beispiel Tomaten, Schokolade usw. die einzige auslösende Ursache sein könnten.

4) Die oligoantigene Methode repräsentiert die ultimative Möglichkeit, um einen verantwortlichen Nahrungsmittelfaktor ausfindig zu machen.

5) Bei mangelndem Erfolg sind die Ursachen auf einer anderen Ebene zu suchen, wie Lebensgewohnheiten, hormonellen Einwirkungen, extremem Übergewicht, psycho-physischem Stress usw.

6) Viele Patienten bevorzugen eine medikamentöse Behandlung zum Beispiel mit den Triptanen. Neuerdings sind sogenannte CGPR-Hemmer aktuell. Mit einer monatlichen Injektion werden die Rezeptoren auf der Oberfläche der Nervenzelle blockiert und somit ein Anfall vermieden; Unsicherheitsfaktoren wie eventuelle Nebenwirkungen sowie optimale Dosierung können erst mit der Zeit erfasst werden. Eine Diätumstellung könnte jedoch eine verminderte Medikamentenanwendung und eine damit verbesserte Lebensqualität bedeuten.

7) Die Migräne wird oft als psychosomatisch bedingt gedeutet. Die hier erwähnten Studien sprechen aber eher für das Vorliegen einer somato-psychischen Krankheit.

8) Muss die Migräne als »zentralnervöse Allergie« bezeichnet werden? Im gleichen Sinne wie das atopische Asthma als eine »Luftwegsallergie« oder das atopische Ekzem als eine »Hautallergie« beschrieben werden?

9) Die Tatsache, dass es sich bei der Sothill-Studie v.a. um Jugendliche handelte, schließt nicht aus, dass ähnliche Resultate für eine Erwachsenenpopulation zu erwarten sind. Die zwei zitierten Monro-Brostoff-Studien wurden bei Erwachsenen durchgeführt.

9. *Rheumatischer Formenkreis*

Rheumatische Beschwerden zeichnen sich durch eine chronische Entzündung im Binde- und Stützgewebe aus, vor allem mit Veränderungen und Zerstörung im Gelenkapparat und anderen Organsystemen. Rheumatische Krankheiten kommen sowohl bei jüngeren Menschen als auch im Erwachsenenalter häufig vor und führen oft zu einer vorzeitigen Invalidisierung. Für den individuellen Patienten gehen diese Krankheiten mit chronischen Schmerzen und Einschränkungen im täglichen Leben einher.

Dieses Kapitel befasst sich mit unterschiedlichen Krankheitsbildern aus dem rheumatischen Formenkreis. Nebst der rheumatoiden Arthritis, seropositiv oder seronegativ, gelten die hier dargestellten Fakten auch für die sogenannten Kollagenosen, wie der Morbus Bechterew, die Psoriasisarthritis, der systemische Lupus erythematodes, das Sjögren-Syndrom, die Dermatomyositis und die Sklerodermie. Auch unspezifische entzündliche Arthralgien, entzündliche Beschwerden am Sehnenapparat und generalisierte »Schmerzsyndrome«, welche nicht auf einer degenerativen Basis beruhen, gehören dazu.

9.1 *Aktuelle Situation*

Diese Krankheiten werden oft als idiopathisch bzw. unbekannt bezeichnet und eine symptomatische Behandlung wird angewendet. Ein vielfältiges und teilweise teures und mit erheblichen Nebenwirkungen behaftetes Medikamentenarsenal steht zur Verfügung. Ein Zusammenhang mit Ernährungsfaktoren erfreut sich jedoch einer gewissen und permanenten Aktualität und findet seinen Niederschlag in einschlägigen wissenschaftlichen Publikationen.

9.2 Genetische und allgemeine pathophysiologische Aspekte

Ein genetischer Zusammenhang entsprechend der Tabelle 4 im einführenden Teil dieses Buches erhellen die Tatsache, dass Gluten einen assoziativen und ursächlichen Faktor bei diesen Erkrankungen darstellen könnte.

Im Kapitel über die pathophysiologischen Grundlagen wurde versucht zu zeigen, dass nicht glutenenthaltende Nahrungsmitteleiweiße vegetabilen oder animalischen Ursprungs bei genetisch prädesponierten Individuen einen »glutenähnlichen Effekt« haben könnten. Verschiedene Eiweiße von Nahrungsmitteln oder von infektiösen Erregern herstammend, können dem Organismus ähnliche Aminosäurebruchstücke aufweisen, eine sogenannte »molecular mimicry«. Gelenk- und Synovialstrukturen mit ähnlichen Peptidsequenzen können deshalb Angriffspunkt für eine fehlgerichtete immunologische Antwort bieten, mit dem Endeffekt einer Zerstörung dieser Strukturen und darauffolgender Invalidität.

9.3 Literaturdaten

Fallstudien

Es liegen viele Fallstudien vor, welche eine Rolle für Gluten oder andere Nahrungsmitteleiweiße als Ursache bei der rheumatoiden Arthritis belegen (12,13,15,16,17). In einer größeren Studie mit 93 Patienten mit rheumatoider Arthritis konnte in 50 % der Fälle ein erhöhter Gliadinantikörpertiter nachgewiesen werden (45). Ebenfalls für die Bechterew Krankheit (46), die Sklerodermie (47), die Dermatomyositis (48) und das Sjögren-Syndrom (49) finden sich Belege für eine assoziierte und eventuell ursächliche Rolle des Glutens.

Diätmanipulationsstudien

Sundqvist

Wie bereits im allgemeinen Teil dieses Buches erwähnt, zeigte diese Studie *»Influence of fasting on intestinal permability and disease activity in patients with rheumatoid Arthritis«*(34) auf eindrückliche Weise, wie rheumatisch erkrankte Patienten unter einer Fastenperiode sowohl klinisch wie auch laborchemisch mit Normalisierung des PEG-Malabsorptionstests von einer Diätmanipulation profitierten. *Nach Wiederaufnahme der vorher bestandenen laktovegetarischen Kost wurden die Patienten rückfällig und der PEG-Test wiederum pathologisch.* Dieser Umstand ist nicht verwunderlich, enthält doch eine laktovegetarische Kost in diesem immunologischen Zusammenhang hochverdächtige Nahrungsmittel wie Milch- und Getreideprodukte.

Darlington

1986 publizierte Darlington im Lancet eine Studie über 47 Rheumatiker mit dem Titel *»Placebo-controlled, blind study of dietary manipulation therapy in rheumatoid arthritis«.* (18)

Nach einer Periode mit einer nicht genau beschriebenen »allergenreduzierten« Kost wurden sukzessiv einzelne Nahrungsmittel mit gebührendem Abstand wieder eingeführt. Da Getreideprodukte oft als Verursacher vermutet wurden, setzte man diese Gruppe als allerletztes Nahrungsmittel wieder ein. 33 von 47 Patienten (70 %) besserten sich sowohl klinisch als auch laborchemisch.

Nach Darlington werden folgende Nahrungsmittel als Hauptverursacher aufgeführt: *Mais 56 %, Weizen 54 %, Schweinefleisch 39 %, Orangen 39 %, Milchprodukte 37 %, Hafer 37 %, Roggen 34 %, Ei 32 %, Rindfleisch 32 %, Kaffee 32 %, Gerste 27 %, Käse, Grapefruit, Tomate, Nüsse etc.*

Oslostudie

1991 erschien im Lancet die Studie einer Oslogruppe mit dem Titel *»Controlled trial of fasting and one year vegetarian diet in rheumatoid arthritis«* (19). Diese Studie erstreckte sich über 13 Monate. Nach einer einwöchigen

Fastenperiode wurde eine Experimentalgruppe mit 27 Patienten sukzessiv mit neuen Nahrungsmitteln belastet. In den ersten 3½ Monaten handelte es sich um eine glutenfreie Vegandiät. Danach konnten die Patienten je nach Toleranz wiederum Nahrungsmittel einführen, welche eventuell Milchprodukte oder Gluten enthielten. Patienten in der Kontrollgruppe erfuhren nur unbedeutende Fortschritte. Im Vergleich dazu kam es in der Experimentalgruppe zu einer statistisch signifikanten Besserung sowohl hinsichtlich klinischer Endpunkte wie auch laborchemischer Kriterien. Dieser positive Effekt dauerte über die ganze Observationszeit von mehr als einem Jahr an.

Hafström et al.

2001 wurde eine schwedische Studie publiziert mit dem Titel »A *vegan diet free of gluten improves the signs and symptoms of rheumatoid arthritis: the effects correlate with a reduction in antibodies to food antigens*« (20). Eine Experimentalgruppe mit 22 Patienten unter einer glutenfreien Vegandiät wurde mit einer normal ernährten Kontrollgruppe während neun Monaten verglichen. 40 % aus der Experimentalgruppe wiesen eine Besserung entsprechend den Kriterien des American College of Rheumatology auf. In der Kontrollgruppe wurde nur bei 4 % der Patienten eine Veränderung nachgewiesen. In der Experimentalgruppe konnte eine Abnahme der Kuhmilch- und Gliadinantikörpern festgestellt werden, aber nicht in der Kontrollgruppe.

Diätinterventionen mit negativen Ergebnissen

In der zitierten *Sundqvist-Studie* erfuhren alle Patienten mit Wiederaufnahme ihrer laktovegetarischen Kost eine Verschlimmerung ihrer Symptome.

In einer anderen Studie mit einer sogenannten *Dongdiät* (50), welche gewisse Fleischsorten ausschließt, aber Milch- und Getreideprodukte erlaubt, konnte keine Besserung nachgewiesen werden.

In einer weiteren Studie einer namhaften *Rheumatologengruppe*, Denham et al. (51), konnte ebenfalls keine Besserung registriert werden. Diese Diät schloss vor allem gewisse Fleischarten, Milchprodukte, Hühnerei und Fisch aus. Vollkornbrot war erlaubt. Auch hier erfolgte wohl aus verständlichen Gründen keine Besserung.

9.4 Abklärung und Verlaufskontrolle

Gleich wie in den vorhergehenden Kapiteln erwähnt, sollten vor einer geplanten Diätmanipulation Laboruntersuchungen entsprechend dem im allgemeinen Teil präsentierten Block B und Figur 4 vorgenommen werden. Besonderes Augenmerk gilt den Eisen-, Folat-, B12- und Homozysteinwerten. Rheuma- und Zöliakieserologie gehören natürlich ebenfalls dazu; in auserwählten Fällen muss eine Dünndarmbiopsie erwogen werden.

Wie im allgemeinen Teil erörtert wurde, können Patienten mit einer negativen Zöliakieserologie histologisch eine Zottenatrophie aufweisen, insbesondere wenn pathologische Folat- oder Eisenwerte auf einen Schleimhautschaden hindeuten. Ein mögliches Vorgehen zur Verlaufskontrolle ist in dem schon früher erwähnten Rheumadiagramm aufgeführt (Fig. 3).

Abklärungsuntersuchungen und Verlaufskontrolle bei rheumatoider Arthritis

		Protein 1	Protein 2	Protein 3	usw.
BSG, CRP, ACPA, RF					
NSAID, DMARDS Verbrauch					
Zeit (Monate)	0	1	2	3	12
Biopsie	+				+
Zöliakie Serologie Folsäure Vit. B12 Homozystein	+			+	+
Cr-EDTA Resorbtionstest	+	+		+	+
Neopterin Exkretion	+			+	+

Figur 3: Hypothetischer Untersuchungsgang bei rheumatoider Arthritis unter Diätmanipulation

9.5 Behandlung = Antigenexklusion

Verschiedene Diätmanipulationsmethoden können zum Einsatz kommen.

1) *Für Vegetarianer und Veganer* kann eine Diätmanipulation, *wie sie in der Oslo- oder Hafström-Studie* beschrieben wurde, eine gute Ausgangslage darstellen. Sojaprodukte sind nicht zu empfehlen. Erlaubte Alternativen sind zum Beispiel Reis-, Mandel- oder Kokosmilch.

Mit oder ohne vorausgehender Fastenperiode wird die Diätmanipulation mit einer strikten gluten- und milchfreien Diät während 1–2 Monaten eingeleitet. Je nach Erfolg kann sie sukzessiv mit Milchprodukten und glutenenthaltenden Nahrungsmitteln erweitert werden.

2) Für eine *große Gruppe von Patienten, welche eine Mischkost* anwenden, könnten folgende 3 Alternative in Frage kommen:

   a) Eine *einfache empirische Kompromissdiät*, bei welcher Milch- und Getreideprodukte sowie Hühnerei ausgelassen werden. Vorzugsweise sollten Huhn und Lammfleisch angewendet werden, weil sie selten Beschwerden hervorrufen. Nach einer mindestens einen Monat dauernden Einführungsphase können anschließend mit je *einer Woche Abstand* sukzessiv neue Nahrungsmittel eingeführt werden.

   Wenn das Diätschema zu rigoros erscheint, können glutenfreie Pasta- und Brotwaren zur Anwendung kommen.

   b) Die recht genau definierte und deshalb leicht zu befolgende *paleolithische Diät* bietet eine weitere Möglichkeit.
   c) Eine »*oligoantigene Diät* (siehe Migränekapitel) ist wahrscheinlich die beste Option. Diese beginnt mit einer Fleischart (Geflügel- oder Lammfleisch), einem Gemüse und einer Frucht (Apfel oder Banane). In wöchentlichen Abständen werden sukzessive neue Nahrungsmittel eingeführt.

   Nach einer überschaubaren Zeit wird diese Diät zufriedenstellend und komplett sein.

9.6   Zusammenfassung

Es gibt somit Anhaltspunkte dafür, dass unterschiedliche Nahrungseiweiße, Gluten- oder nicht glutenenthaltende, (Milch- sowie andere animalische Produkte) beim Rheumatismus eine ursächliche Rolle spielen können. Die beschriebenen Diätinterventionsstudien zeigen, dass mit einer Erfolgsquote von zwischen 40–70 % gerechnet werden kann.

Eine Diät, welche anfänglich Milch- oder Getreideprodukte beinhaltet (s. Sundqvist, Denham und Dongdiät), erweist sich nicht als erfolgreich.

Nebst einer verbesserten Lebensqualität könnte eine Diätintervention einen verminderten Medikamenteneinsatz zur Folge haben. Insbesondere die neueren angewendeten Medikamente sind mit erheblichen Nebenwirkungen behaftet. Darüber hinaus sind v.a. die neuesten biologischen Therapien außergewöhnlich kostspielig und erheblich für die Explosion der Behandlungskosten in den nationalen Gesundheitsbudgets mitverantwortlich.

10. Atopisches Ekzem, Psoriasis und Pustulosis palmoplantaris

Trotz den unterschiedlichen klinischen Manifestationen können diese chronischen Hautkrankheiten einen gemeinsamen immunologisch-allergischen Hintergrund aufweisen. Offensichtlich ist dies beim atopischen Ekzem, wo IgE-vermittelte Reaktionen eine zusätzliche, aber nicht ausschließliche Rolle spielen. Weniger offensichtlich, aber trotzdem eindeutig, liegt ein immunologischer Prozess bei der Psoriasis vulgaris sowie bei dessen Verwandtschaftsbild der Pustulosis plantopalmaris (PPP) zugrunde.

10.1 Aktuelle Situation

Diese chronischen Hautkrankheiten führen bei vielen Patienten zu beträchtlichen Beschwerden mit Juckreiz und Komplikationen in Form von assoziierten Gelenkentzündungen, ästhetischen, psychologischen und sozialen Problemen. Man ist deshalb äußerst dankbar dafür, dass die Industrie viele hilfreiche und potente Medikamente zur Verfügung stellen kann. Alternative Behandlungsmethoden sind zahlreich, jedoch umstritten.

10.2 Literaturangaben

Eine eingehende Literaturrecherche ergibt Hinweise, dass eine ursachenorientierte Behandlung möglich sein könnte. Eine Anzahl empirischer Fakten kann belegen, dass sowohl allergische wie andere Unverträglichkeitsmechanismen gegen spezifische Nahrungsmittel ihren Teil zum Krankheitsbild beitragen oder sogar eine ursächliche Rolle spielen könnten.

10.3 Atopisches Ekzem

Diätinterventionsstudien

Unterschiedliche Quellen in der medizinischen Literatur können zu einem differenzierteren Verständnis dieser Hautkrankheit beitragen.

In einer *großen epidemiologischen Studie* von Cooper über Zöliakie konnten einige Patienten, welche gleichzeitig ein Ekzemleiden aufwiesen, unter einer glutenfreien Behandlung beschwerdefrei werden (4).

In der *großen Migränestudie* der Soothillgruppe (29) konnte bei der Hälfte der Patienten mit gleichzeitigem Ekzem oder Asthma eine Heilung erzielt werden. In einer Studie von Atherton bei einer jüngeren Population, mit Ausschluss von Milch- und Hühnereiprodukten, konnten 14 von 20 Patienten eine Besserung erfahren.

In dieser Studie wurde keine Parallelität zwischen positivem Pricktest und Erfolg der Ausschlussdiät festgestellt (21).

In einer größeren, von der Dermatologin Graham ausgeführten Studie, mit Patienten zwischen drei und zwölf Jahren, wurde vorerst ein Ausschluss von Milchprodukten, Hühnerei, Fisch, Schweinefleisch, Speck, Leber, Nüssen, Früchten, Fruchtsäften, Honig, Kaugummi und Süßigkeiten geprüft. *Nach einer Woche wurde die Diät verschärft und die Patienten durften einzig Sagoprodukte, Lammfleisch, Margarine, Gemüse und Rhabarber zu sich nehmen.* Als Getränke waren *Wasser und Tee* erlaubt. Unter diesen Bedingungen konnte eine Besserung bei mehr als 70 % der Patienten nachgewiesen werden.

Weder Hauttests, IgE- oder RAST-Tests waren wegleitend, Pricktests gegen Hausstaubmilben ausgenommen.

Nach der Besserung der Beschwerden wurden sukzessiv neue Nahrungsmittel eingeführt. *Als hauptsächliche Verursacher konnten Nüsse, Früchte, Konfitüren, Konservierungsmittel und Farbstoffe identifiziert werden.* Milch- und Hühnereiprodukte waren in dieser Studie weniger häufig für die

Beschwerden verantwortlich. Ein Wiederauftreten der Symptome konnte teils schon nach Stunden, gelegentlich aber auch nach mehreren Tagen beobachtet werden.

Deshalb wird geraten, mit einer Wiedereinführung eines neuen Nahrungsmittels eine Woche abzuwarten (22).

Eine ähnlich groß angelegte Studie von Slooper und Brostoff (52) über 90 Patienten mit Ekzem oder Urtikaria im Alter von sechs Monaten bis fünfzehn Jahren konnte über eineErfolgsrate von 74 % berichten. *Die hauptsächlichen verursachenden Nahrungsmittel bei Ekzempatienten waren Hühnerei, Kuhmilch und Farbstoffe und bei Urtikaria Hühnerei, Farbstoffe und Nüsse.*

In dieser Studie erwiesen sich Hauttests und IgE-RAST-Tests ebenfalls als nutzlos. Angesichts diese Studienergebnisse ist es erstaunlich, dass sich die gängigen Abklärungsuntersuchungen beim atopischen Ekzem trotzdem ausschließlich auf diese Teste stützen.

Pathophysiologisch interessant in diesem Zusammenhang ist das Resultat einer Studie von Forget et al., bei welcher mittels des Permeabilitätstestes (Cr-EDTA-Methode) eine erhöhte Dünndarmpermeabilität sowohl bei Durchfallpatienten wie auch bei Ekzematikern nachgewiesen werden konnte (53).

10.4 Psoriasis und Pustulosis palmoplantaris (PPP)

Die Psoriasis geht mit einer Entzündung und Schuppenbildung über sämtliche Körperteile einher. Bei der Pustulosis palmoplantaris beschränken sich die Läsionen auf Hand- und Fußflächen. Im Gegensatz zum atopischen Ekzem sind rheumaähnliche Entzündungen an den Gelenken und am Stützapparat nicht selten und erfordern oft eine Behandlung mit potenten Arzneimitteln ähnlich dem echten Rheumatismus.

Psoriasis und Zöliakie

Zu diesem Thema liegen nur vereinzelte, jedoch aussagekräftige Studien vor. Im British Journal of Dermatology publizierte die Arbeitsgruppe um Michaëlsson ihre Resultate mit dem Titel »Psoriasis patients with antibodies to gliadin can be improved by a glutenfree diet« (54).

Patienten, die vor Studienbeginn einen erhöhten Gliadinantikörpertiter aufwiesen (n=33,16 % des Gesamtkollektivs) wurden während drei Monaten auf eine glutenfreie Ernährung umgestellt mit dem Resultat einer Besserung bei 70 %. Eine Anzahl dieser Patienten wiesen ebenfalls verschiedene Grade einer Zottenatrophie bei einer Dünndarmbiopsie auf. Sowohl Antikörpertiter wie bioptische Befunde verbesserten sich unter glutenfreier Diät.

Eine Verbesserung konnte ebenfalls bei Patienten mit einem negativen Endomysiumantikörpertiter, sowie Patienten mit einem erhöhten Gliadinantikörpertiter erzielt werden, obschon ihre Dünndarmbiopsie normal ausfiel. Dies ist ein eindeutiger Beweis dafür, dass die klassischen Zöliakiekriterien nicht ausreichend sind, da auch Patienten mit ungenügenden offiziellen Kriterien eine Besserung erfuhren. Ein Versuch, diese Patienten erneut auf eine normale glutenenthaltende Ernährung umzustellen, verlief oft negativ und brachte eine intensivere Methotrexate- und Retinoidbehandlung mit sich.

Unter den verantwortlichen Mechanismen, welche bei dieser Krankheit wirksam sein könnten, wurde vermutet, dass eine Parallelität zwischen einer erhöhten Lymphozytenzahl im Dünndarm und einer erhöhten Mastzellinfiltration in der Haut vorliegt. Von einer verwandten Hauterkrankung, der Dermatitis herpetiformis, welche sicher glutenausgelöst ist, ist bekannt, dass enterale IgA-Komplexe in den Hautläsionen nachgewiesen werden können.

In früheren Publikationen der gleichen Autorengruppe konnte nachgewiesen werden, dass sowohl Zink als auch Selenwerte im Serum bei der

Psoriasis erniedrigt sind. In diesem Zusammenhang kann die Tatsache erwähnt werden, dass niedrige Zinkwerte pathognomonisch für das Vorliegen einer Zöliakie sind (36).

Abklärung

Wie in den vorausgehenden Kapiteln erwähnt (siehe Block B, Fig. 4 im allgemeinen Teil), ist eine ähnliche Abklärung mit allgemeiner hämatologischer und laborchemischer Diagnostik angebracht. Bei verdächtigen Laborwerten müsste trotz einer negativen Zöliakieserologie eine Biopsie in Erwägung gezogen werden.

10.5 Behandlung des atopischen Ekzems und der Psoriasis/Pustulosis palmoplantaris

Atopisches Ekzem

Abgesehen von der üblichen symptomatischen Behandlung belegen die vorliegenden Studien, dass eine korrekte Antigenidentifizierung bei einer überwiegenden Anzahl der Patienten eine Symptomlinderung bedeuten könnte. Sowohl IgE- sowie nicht IgE-vermittelte verzögerte immunologische Mechanismen können nachgewiesen werden.

Diese Tatsache verlangt eine diametral verschiedene Diätuntersuchungstechnik, welche berücksichtigt, dass Reaktionen erst spät nach einer eben eingenommenen Mahlzeit folgen können.

Die Allergenzufuhr muss über eine längere Zeit und in größerer Menge geschehen, um eventuelle Symptome auszulösen.

Bei genügender Motivation und ausgesprochenen Beschwerden kommen folgende Verfahren in Frage:

1) Wie von Atherton und Slooper Brostoff (52) beschrieben, kann eine Ernährung *frei von Hühnereiweiß, Kuhmilchprodukten und Farbstoffen* als Ausgangsbasis relativ sicher gelten. Darüber hinaus wurden in der Graham-Studie mit *dem Ausschluss von Getreideprodukten* eindeutig bessere Resultate erzielt.
Eine Ig-G-Antikörperbestimmung könnte von Nutzen sein.

2) Bei ungenügendem Erfolg kann die oligoantigene Diät eine weitere ultimative Alternative darstellen. In der Migränestudie wurde mit dieser Methode eine Erfolgsrate von ca. 90 % erzielt.
Bei diesen Diätversuchen ist es wichtig, dass nach Eintreten eines Erfolges neue Nahrungsmittel in einem *wöchentlichen* Abstand wieder eingeführt werden.

Psoriasis und Pustulosis palmoplantaris

Entsprechend der überzeugenden Studie von Michaëlsson und auf Grund der Erfahrung von Psoriasispatienten, welche auf eigene Initiative eine Diätveränderung vorgenommen haben, erscheint es empfehlenswert, eine glutenfreie Ernährung zu versuchen. Letzteres gilt auch für Patienten mit Pustulosis palmoplantaris. Zu Beginn müssen, wie im allgemeinen Teil dieses Textes erläutert, ebenfalls Milchprodukte ausgeschlossen werden.

Man kann nicht mit einem unmittelbaren totalen Erfolg rechnen, doch ein sukzessiv abnehmender Arzneimittelverbrauch, topisch oder oral zugeführt, und verminderte Beschwerden könnten die Folge sein.

70 % (von 16 % gliadinpositiver) Patienten, welche in der zitierten Studie unter glutenfreier Diät eine Verbesserung erfuhren, bedeuten in Zahlen gemessen für Deutschland Abertausende von Patienten!

Außer übrigen symptomatischen und medikamentösen Behandlungen mit u.a. Kortison und Zytostatika werden Psoriasispatienten auch neuerdings mit biologischen immunmodifizierenden Medikamenten behandelt. Diese

Therapie ist jedoch kostspielig und zudem mit vielen ernsten Nebenwirkungen behaftet.

11. Atopisches Asthma

Asthma ist ein Sammelbegriff und bedeutet Atemnot. Ein *atopisches Asthma* ist eine genetisch bedingte Bereitschaft auf Umweltstoffe mit einer *allergischen Reaktion* zu antworten.

Verantwortliche aerogene Antigene sind z.B. Gräser, Pollen, Hausstaubmilben, Haare von Pelztieren und Schimmelpilzsporen. Beispiele von gastrointestinalen Antigenen sind Nüsse, Hühnerei und Fisch. Das Krankheitsbild ist einer gesteigerten Entzündungsneigung der Bronchien zuzuschreiben. Symptome beinhalten Auftreten von Anfällen mit Atemnot, vermehrter Schleimbildung und ein verlängertes Expirium (Pfeifen!) durch eine spastisch eng gestellte Bronchialmuskulatur.

Akute lebensbedrohliche Zustände können die Folge sein.

Solche IgE-abhängige sog. *exogene* oder »*extrinsic*« Sofortreaktionen können mittels Hauttests und IgE/RAST-Tests diagnostiziert werden. Elimination des Agens und vielfältige medikamentöse Einsätze lösen meistens das Problem.

11.1 Aktuelle Situation

Beim »*intrinsic*« oder *endogenen Asthma* handelt es sich um *nicht sicher allergisch* bedingtes Asthma. Auslösende Faktoren können u.A. Wetterkonditionen, physische Anstrengung, respiratorische Infekte, Luftverschmutzung, Stress, Rauch sein. In gewissen Fällen ist die Ursache unbekannt. Es könnte sich hier um verzögerte, nicht IgE-abhängige Reaktionen handeln. Ein ursächliches Agens ist nicht leicht auszumachen. Die verfügbaren Behandlungsmöglichkeiten beschränken sich deshalb auf eine rein symptomatische medikamentöse Behandlung mit Kortison und bronchienerweiternden Pharmaka etc.

Literaturdaten können vereinzelte Hinweise dafür liefern, dass Nahrungsmittelallergene eine Rolle spielen und einem verzögerten immunologischen Mechanismus folgen könnten, Typ II–IV. Das Aufdecken solcher etwaiger Antigene kann nicht durch eine »Exklusionstaktik« erfolgen; eine diametral verschiedene Suchdiätmethode mittels Anwendung einer initialen »Basdiät« oder »oligoantigenen Diät« ist angezeigt.

11.2 Literaturangaben

Leider liegen nur wenige Studien vor, welche Nahrungsmitteln eine Rolle beim Asthma zuschreiben. In der zitierten Migränestudie (29) konnten jedoch mittels des oligoantigenen Diätverfahrens mehrere Fälle aufgedeckt werden, bei welchen nebst einer Besserung der Migräneanfälle auch die Asthmaanfälle verschwanden. In einer Fallbeschreibung konnte Gluten als Ursache nachgewiesen werden (11). Jean Seignalet[3] berichtet in seinem Buch u.A. über 85 Patienten mit Asthma gemischten Ursprungs; in 80 Fällen erfolgte eine vollständige Remission unter einer paleolithischen Diät.

11.3 Abklärung

Hier gilt es, nebst Ausführungen von Hauttests und IgE/RAST-Testbestimmungen eine allgemeine Abklärung mittels verschiedener Laborparameter, entsprechend dem im allgemeinen Teil, Block B Figur 4, zu erheben. Pathologische Werte für z.B. Folat oder Eisen, können Anhaltspunkte für eine Diätmanipulation liefern.

Ebenfalls könnten anamnestische Angaben in der persönlichen Anamnese oder der Familienanamnese für andere allergische Symptome, auch in Abwesenheit pathologischer Labordaten, auf eine Besserungsmöglichkeit durch die Vornahme einer Diätmanipulation deuten. Diese Patienten entsprechen den im allgemeinen Teil beschriebenen Gruppen II und III (s. Fig. 4 und 5). Ein IgG-Screen könnte sich ebenfalls als nützlich erweisen.

---

3   Jean Seignalet: L'alimentation ou La troisieme Medicine. Ed. du Rocher.

11.4 Behandlungsmöglichkeiten

Bei ungenügendem Erfolg der eingangs erwähnten medikamentösen, symptomatischen Therapie könnte bei genügender Motivation und/oder pathologischen Laborwerten folgende Diätschemata empfohlen werden:

1) Eine Kompromisslösung, bei welcher Gluten sowie Milchprodukte und RAST-testpositive Nahrungsmittel weggelassen werden.
   (Eventuell zusätzliche Einschränkungen wie unter Kapitel Ekzem beschrieben.)
2) Eine oligoantigene Diätsuchmethode wie im Migränekapitel beschrieben ist die beste Option.
3) Initial evtl. eine paleolitische Diät nach Seignalet.

11.5 Zusammenfassung

Sowohl IgE-vermittelte akute wie auch verzögerte immunologische Mechanismen und verschiedene Umweltfaktoren können Ursache eines Asthmas darstellen, welches übrigens Ähnlichkeiten mit dem atopischen Ekzem aufweist.
  Beim Asthma handelt es sich um eine Reaktion in der Bronchialschleimhaut (Entoderm), beim atopischen Ekzem geschieht die allergische Reaktion in der Haut (Ektoderm); Entoderm und Ektoderm haben den gleichen embryonalen Ursprung. Medizinische Maßnahmen sowie oben beschriebene Diätmanipulationen könnten zu einer verbesserten Lebensqualität und einem verminderten Arzneimittelkonsum führen.

12.   *Typ 1 Diabetes*

Diabetes 1 (IDDM= Insulin dependent diabetes mellitus) hat besonders in den nördlichen europäischen Breitengraden epidemische Formen angenommen. Das Erkrankungsalter erstreckt sich auf alle Lebensabschnitte, jedoch mit Schwergewicht auf sehr junge und jüngere Individuen. Diabetes-1-Fälle, welche im späteren Alter auftreten, werden LADA (Latent Autoimmune Diabetes in Adults) genannt. Die Standardbehandlung besteht in einer Insulinzufuhr und einer angepassten Diät.

Wie aus der Tabelle 4 im allgemeinen Teil hervorgeht, ist Diabetes 1 wie andere endokrine Krankheiten, so zum Beispiel Schilddrüsenerkrankungen und Morbus Addison, mit einer gewissen genetischen HLA-Konstellation (DR 3/DR/4) assoziiert. Andere autoimmune Krankheiten wie z.B. die Zöliakie und die Multiple Sklerose gehören ebenfalls zu dieser Gruppe.

Die hier aufgeführten klinischen und experimentellen Studien können Anhaltspunkte dafür liefern, dass Gluten und auch andere Nahrungsmittelproteine beim Diabetes 1 eine Rolle spielen könnten.
Bei einem erkrankten Patienten könnte eine Diätmanipulation eventuell zu einer Linderung der Symptome und einem verminderten Insulinbedarf führen.

12.1   *Literaturangaben*

Die Literaturrecherche liefert etliche Studien, welche über eine mögliche Rolle von Kostfaktoren berichten. *Genetische, experimentelle, serologische und klinische Untersuchungen* werden hier zitiert.
   Diese Studien ergeben konkrete Anhaltspunkte dafür, dass eine Diätintervention möglicherweise zu einer Beeinflussung des Krankheitsgeschehens führen könnte.

Genetische Faktoren

Wie oben angeführt, gehört Diabetes 1 entsprechend der Tabelle 4 im allgemeinen Teil zu den genetischen HLA B 8/ DR 3/4 abhängigen Erkrankungen wie u.a. die Zöliakie, das Addisonsyndrom, Schilddrüsenerkrankungen und die Multiple Sklerose. Im allgemeinen Teil wurde versucht zu zeigen, dass Gluten oder andere Nahrungsmitteleiweiße nicht nur in einer assoziativen Weise mit autoimmunen Erkrankungen verbunden sind, sondern ursächlich an diesen Symptombildern beteiligt sein könnten (Tabelle 5).

Epidemiologie

Epidemiologische Fakten weisen darauf hin, dass der genetische Anteil für eine Diabeteserkrankung sich lediglich mit 4–5 % der Fälle beziffern lässt (55). Erkrankungsfrequenzen über diesem Niveau werden Umweltfaktoren zugeschrieben.

Epidemiologisch ausgerichtete Studien belegen einen ausgesprochenen Unterschied für die Anzahl von Krankheitsfällen zwischen verschiedenen Populationen. Finnen weisen eine 36-mal höhere Erkrankungsrate auf als die japanische Bevölkerung. Gesellschaftsgruppen mit einer traditionell niedrigen Erkrankungsrate, wie zum Beispiel Japan oder Samoa, weisen eine deutlich erhöhte Krankheitsinzidenz auf, wenn eine Immigration in eine Umgebung mit erhöhter Krankheitsrate erfolgt.

Eine gleichzeitige Abnahme der Krankheitsfälle von sowohl Zöliakie wie auch Diabetes 1 im Zusammenhang mit einer langen Stillzeit und späten Einführung von Kuhmilchprodukten weist auf eine mögliche Bedeutung diätärer Eiweißquellen und einer Mitbeteiligung eines intestinalen Faktors hin (56,57,58).
   Eine lange Stillperiode schützt die initiale Instabilität der Darmschleimhaut vor einer Fremdantigenaufnahme – vor allem von Getreide- und Milchprodukten – und verspätet oder verhindert eine Schleimhautschädigung und damit eine Aktivierung des enteralen Immunapparates.

Eine schwedische epidemiologische Studie weist auf einen linearen Trend zwischen der Diabetesinzidenz und dem Proteinkonsum auf und kommentiert die Bedeutung des hohen Glutenkonsums in diesem Land (59).

Eine neue dänische Studie von Antvorskov J. et al. »*Association between maternal glutenintake and Type 1 Diabetes in offspring; national prospective cohort study in Denmark*« über den mütterlichen Konsum von Gluten während der Schwangerschaft und Diabetesinzidenz bei Nachkommen zeigte, dass das Risiko von Diabetes 1 proportional zu dem höchsten mütterlichen Konsum zunahm. Mütter mit dem höchsten Glutenkonsum verglichen mit dem niedrigsten hatten ein verdoppeltes Risiko für Diabetes 1 bei den Nachkommen. (60)

Serologie

Serologische Studien liefern Belege für ein ähnliches Autoimmunantikörperprofil, sowohl für die Zöliakie wie für den Diabetes 1. Diese Tatsache weist darauf hin, dass der Dünndarm als Eintrittspforte und einer damit verbundenen Immunaktivierung (GALT) in Frage kommt. Sowohl bei der Zöliakie wie auch beim Diabetes 1 können antiretikuläre, antithyreoidale, antinukleäre und Inselzellantikörper nachgewiesen werden (61,62,63).

In einer neueren Untersuchung von Maglio et al. »*The great majority of children with type 1 diabetes produce and deposit anti-tissuetransglutaminase antibodies in the small intestine*« konnte gezeigt werden, dass die Mehrzahl der Diabetespatienten eine Ablagerung von (gluteninduzierten) Transglutaminaseantikörpern in der Dünndarmschleimhaut aufweist (64). In einer anderen Studie konnte bei 22 von 42 Patienten eine vermehrte T3-Lymphozytenproliferation nach einer Exposition auf Weizenpolypeptide nachgewiesen werden (65). Die Interpretation dieser Befunde wurde als eine diabetesbezogene entzündliche Aktivierung des Dünndarmimmunsystems infolge einer Darmbarrieredysfunktion gewertet (64,65).

Experimentelle Daten

Grundlegende tierexperimentelle Studien mit BB- oder NOD-Mäusestämmen, welche unter der üblichen Chowchow Labordiät bis zu 50 % einen Diabetes entwickeln, haben wiederholt bewiesen, dass semisynthetische Diäten (= Aminosäuremischungen) die erwartete Frequenz eines Diabetes drastisch vermindern konnten. Ein Zusatz zur Diät in Form von Gliadin oder Milch erhöhte die Erkrankungsfrequenz in signifikanter Weise (66). Unter einer isokalorischen, semisynthetischen Aminosäurediät verminderte sich die Inzidenz auf 15 %; ein Zusatz von Gliadin erhöhte die Frequenz auf 35 % und schließlich eine Zugabe von Milcheiweiß auf 50 % (also wie die Chow-Chow-Diät-Kontrollgruppe). Diese Untersuchungen weisen darauf hin, dass intakte Peptide oder Eiweißmoleküle notwendig sind, um eine Antigen-Antikörperreaktion auszulösen.

Diese Untersuchungen unterstützen somit eine Hypothese, dass ein zöliakieähnlicher Mechanismus involviert sein kann; also ein Mechanismus, bei dem die Dünndarmschleimhaut geschädigt ist und das GALT-System aktiviert wird, da eine ähnlich große Belastung mit einem Aminosäurezusatz keinen diabetogenen Effekt auslöst, im Gegensatz zur Wirkung von intakten Peptiden/Proteinen.
Diese Befunde wurden unterdessen durch zahlreiche Untersuchungen bestätigt. (67,68)

Karjalainen (69) hat ein Modell vorgestellt, bei welchem eine verfrühte Einführung von Kuhmilch das Immunsystem auf Grund einer fehlenden »gut closure« (d.h., bevor die Dünndarmschleimhaut dicht ist) aktivieren könnte.
Bei dieser Hypothese resultiert die immunologische Reaktion in einer Produktion von Autoantikörpern gegen ein Aminosäurepeptid von 13 Aminosäuren, ABBOS-Fragment genannt, welches in der Kuhmilch nachgewiesen werden konnte. Eine ähnliche Aminosäuresequenz (p69) konnte an der inkretorischen Betapankreaszelle identifiziert werden.
Diese Theorie geht darauf hinaus, dass mittels einer Kreuzreaktion eine Antikörperproduktion sowohl gegen das Kuhmilcheiweiß als auch gegen die

körpereigene Pankreaszelle stattfindet. Nach dieser initialen »Sensibilisierung« könnte eine virale Entzündung den destruktiven Prozess fortsetzen und zur Erkrankung führen.

Eine plausible Alternative zu dieser Hypothese könnte darin bestehen, dass es nicht nur virale Entzündungen sind, welche den Prozess weiterführen, sondern eine kontinuierliche Zufuhr eines artfremden Antigens wie zum Beispiel Kuhmilcheiweiße oder Gluten. Wie früher beschrieben, weisen verschiedene Nahrungsmittel ähnliche Aminosäuresequenzen auf.

Klinische Versuche mit einer kuhmilchfreien Ernährung sind jedoch fehlgeschlagen. Vielleicht hat man die Rolle von anderen Faktoren, wie zum Beispiel Gluten, welches als ein wichtiges Co-Variabel gelten kann, unterschätzt oder übersehen (70).

Klinische Untersuchungen

Schon 1937 präsentierte der berühmte Pädiater Fanconi an einer deutschen Tagung eine Studie über 54 Jugendliche mit Diabetes 1 (71). Mit einer Diätumstellung auf eine proteinarme früchte- und gemüsereiche Kost trat oft eine klinische Besserung ein und der Insulinbedarf wurde vermindert. Mehlprodukte erwiesen sich als negativ in dieser empirischen Studie. Vereinzelte Fälle, bei welchen auf Fleisch und Getreideprodukte verzichtet wurde, konnten insulinfrei gehalten werden. Eine Bircher-Benner-Diät mit Getreideprodukten erwies sich eindeutig als negativ. (Er publizierte diese Studie, bevor die Ursache der Zöliakie durch Dicke entdeckt wurde!)

In einer aktuelleren Studie konnte nachgewiesen werden, dass eine frühe Zöliakiediagnose die Diabetesrate verringert; dies spricht für eine Hypothese, dass ein zöliakieähnlicher Mechanismus beim Diabetes 1 vorliegen könnte (72).

Die Assoziation der Zöliakie und des Diabetes 1 ist genügend bewiesen, so dass ein Zöliakiescreen für alle diese Patienten indiziert ist (73).

Zwei neuere Fallbeschreibungen haben gezeigt, dass Patienten mit Diabetes 1 *unter einer glutenfreien Diät eine Remission* erzielten (74,75), also

Gluten sich als Ursache erwies. Eine weitere in diesem Sinne ausgeführte Pilotstudie ist im Gange (76).

Erwähnenswert ist eine persönliche Erfahrung bei einem Patienten mit einem spät aufgetretenen Diabetes 1 (LADA). Bei ihm blieb unter einer glutenfreien Ernährung samt einer insulineinsparenden Kohlehydrateinschränkung eine Progression der Krankheit aus. Seit mehr als zehn Jahren, und ohne jegliche medikamentöse Therapie, sind sowohl die klinische Situation sowie HbA1C-Werte stabil geblieben.

12.2 Behandlungsmöglichkeiten

Bei einer Diabetesneuerkrankung ist die Insulintherapie und eine Spezialdiät Standardbehandlung. Die hier beschriebenen Literaturhinweise dokumentieren jedoch, dass eine konkrete Möglichkeit, die Progression der Krankheit günstig zu beeinflussen, besteht.

In diesem Sinne stehen nach einer **Abklärung** entsprechend Fig. 4, Block B folgende Alternativen zur Verfügung (unter ärztlichen Aufsicht!):

1) Eine gluten- und milchproduktfreie Ernährung verbunden mit einer kohlehydratarmen Diät, die eine chronische Insulinüberproduktion verhindert, stellt eine minimale Anforderung dar.

2) Eine weitere Alternative (Forschungszusammenhang vorbehalten) besteht in einem Diätversuch im Sinne einer oligoantigenen Diätmanipulation. Nach einer vorausgehenden Abklärung könnte eine Verlaufskontrolle entsprechend folgendem Schema durchgeführt werden (siehe auch Rheumatismus):

Abklärung und Verlaufskontrolle Diabetes Mellitus Typ I

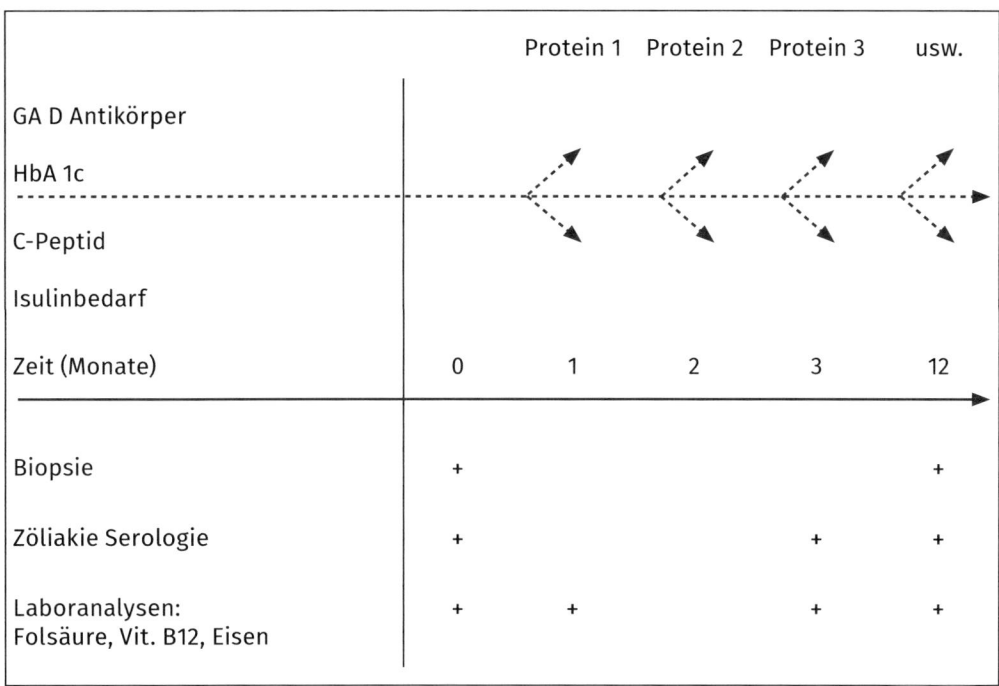

Figur 6: Abklärungsuntersuchungen und Verlaufskontrolle über die Zeit (Monate)
bei Diabetes mellitus Typ I unter einer Diätmanipulation.

Nach sukzessiver Einführung von neuen Eiweißquellen (Protein 1,2,3 usw.) kann eine Verbesserung oder Verschlechterung verschiedener diabetes-spezifischen Marker und des Insulinbedarfs registriert werden. Gleichzeitig werden dünndarmschleimhauspezifische Laborwerte wie zum Beispiel Eisen, Folat, Vitamin B12 usw. untersucht (siehe Fig. 4, Block B).

12.3 Zusammenfassung

1) Epidemiologische, genetische, tierexperimentelle und klinische Befunde
   können u.a. auf die Rolle von Nahrungsmitteleiweißen beim Diabetes 1
   hinweisen, zum Beispiel von Getreide- und Milchprodukten herstammend.

2) Wie oben erwähnt, ist die Kuhmilchhypothese von Karjalainen in klinischen Studien eventuell wegen Unterschätzung von wichtigen Co-
   Variablen wie zum Beispiel Getreideprodukten fehlgeschlagen.

3) Die hier vorgeschlagenen Diätinterventionen könnten einen »slowdown-
   Effekt« desdestruktiven Prozesses, einen verzögerten Ausbruch oder
   zumindest eine verminderte Krankheitsschwere bedeuten. Weitere Forschung ist in diesem Zusammenhang von höchster Priorität.

13. Multiple Sklerose, MS

MS, Multiple Sklerose oder Encephalomyelitis disseminata ist eine chronische, schlussendlich invalidisierende Autoimmunkrankheit, bei welcher eine Entzündung der weißen Substanz im Gehirn und im Rückenmark zu narbigen Herden führt. Auch die graue Substanz ist betroffen. Die Folge ist eine Störung der Nervenimpulsausbreitung, sowohl im sensiblen als auch im motorischen Bereich.

Die Ursache ist unbekannt und eine Therapie besteht im Wesentlichen in einer entzündungshemmenden Behandlung mit Kortikoiden und einer immunmodulierenden und immunsuppressiven Behandlung. Bei Neuerkrankungen mit besonders aggressivem Verlauf hat eine autologe Knochenmarkstransplantation gute Resultate erzielt.

Sich mit Gedanken über die Möglichkeit einer ätiologischen Therapie bei der Multiplen Sklerose zu befassen scheint utopisch. Könnte es infolge einiger Fallbeschreibungen in der Literatur eine Möglichkeit geben, den Krankheitsverlauf durch eine Diätmanipulation günstig zu beeinflussen?

Gerade weil bei MS unzulängliche Therapiemöglichkeiten zur Verfügung stehen, erscheint es als eine Pflicht, diese Angaben hier weiterzugeben.

13.1 Genetik

Wie die Zöliakie und der insulinabhängige Diabetes, gehört die Multiple Sklerose zu dem Formenkreis immunologischer Erkrankungen mit einem HLA-Status HLAB8/DR 3/4. (Tabelle 4) Entsprechend der Ausbreitung dieser HLA-Konstellation sind sowohl die Zöliakie als auch die Frequenz der MS z.B. in Irland überrepräsentiert; die Frequenz dieser HLA-Konstellation liegt bei 35 %. Auch die nordwesteuropäischen Staaten gehören dazu, wie zum Beispiel Großbritannien, die Multiple Sklerose zum Beispiel Schweden, Finnland, Norwegen u.a.

13.2 Pathophysiologie

Generell gilt für diese Art von immunologischen Erkrankungen, wie anhand des Beispiels des Diabetes 1 nachgewiesen wurde, dass der rein genetische Anteil für eine Erkrankung bei bloßen 4–5 % liegt (55). Erkrankungsraten über diesem Niveau, also 60–95 % der Fälle, werden Umweltfaktoren zugeschrieben.

Wie schon beschrieben, folgen diese Erkrankungen einem verzögerten allergischen Mechanismus. Dabei kann es zu Ablagerungen von Immunkomplexen in verschiedenen Organen kommen. Auch andere zellgebundene Reaktionen sind vorherrschend, welche infolge einer »molecular mimicry« (= Identität zwischen exogenen Aminosäureketten und körpereigenen zellgebundenen Aminosäurestrukturen) zu entzündlichen und letztlich destruktiven Prozessen führen. Im Fall der Multiplen Sklerose sind vor allem die nerven- umgebenden Myelinscheiden aber auch die graue Substanz betroffen.

13.3 Ätiologie

Wie hier schon früher dargestellt, gehört die Multiple Sklerose zu dem DR 3/DR4-bezogenen Formenkreis, bei welchem Gluten nicht nur als *assoziativer* Faktor, sondern auch als das eigentliche *verursachende* Allergen in Frage kommen könnte. Entsprechend der hier wieder aufgeführten Tabelle 5 könnten ebenfalls nicht glutenenthaltende Nahrungseiweiße eine dem Gluten ähnliche ursächliche Rolle bei dieser Erkrankung spielen; dies eventuell auf Grund ähnlicher Aminosäuresequenzen.

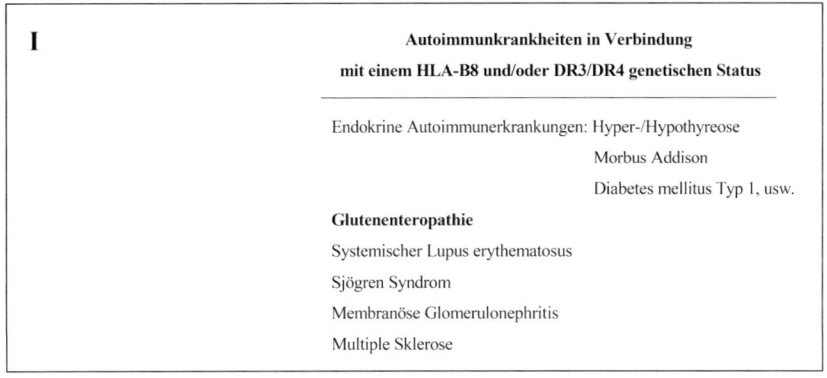

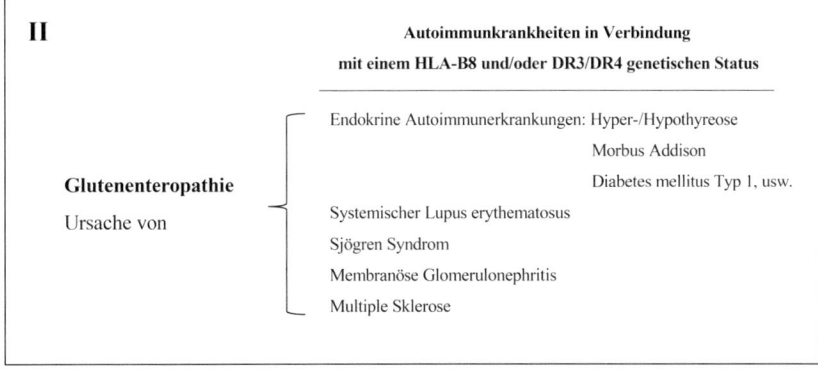

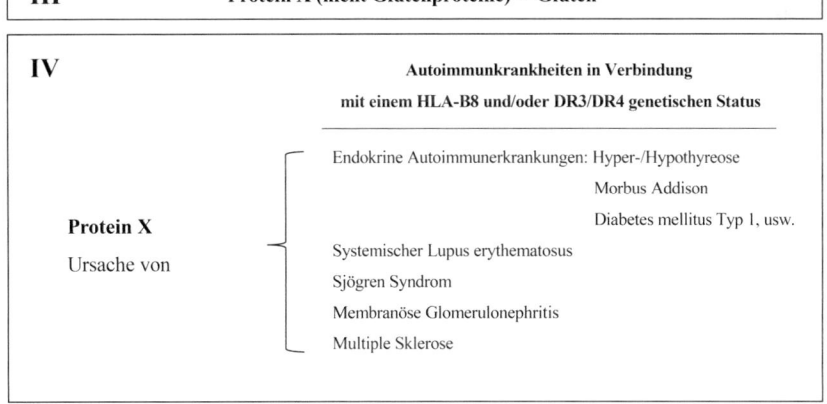

Tab. 5: Mutation der Tabelle 4: Gluten und nicht Glutenproteine (Protein X): von assoziiertem Faktor zu ursächlichem Faktor – eine Arbeitshypothese.

Entsprechend der Tabelle 5 könnten zum Beispiel aus einer genetischen Perspektive sowohl Gluten als auch andere Nahrungseiweiße bei dem Diabetes 1 und der Multiplen Sklerose beteiligt sein. Beim Diabetes hat neuere Forschung eine mögliche ätiologische Rolle von Nahrungsmitteleiweißen ergeben. Insbesondere Getreide- und Milchprodukte stehen im Zentrum des Interesses. Wie schon früher erwähnt, sind diese beiden Nahrungsmittelgruppen evolutionsbiologisch spät in unserer Ernährung eingeführt worden und haben in unserer Ernährung eine überproportionierte Rolle eingenommen.

(Die Weizenproduktion pro Jahr [Getreide mit dem stärksten Gluteninhalt] beträgt weltweit derzeit 650–700 Millionen Tonnen pro Jahr.

In westlichen Kreisen deckt der tägliche Getreideproduktkonsum approximativ 50 % der Kohlehydrateinnahme und ca. 30 % der Eiweißversorgung. Die Agrarforschung hat darüber hinaus laufend glutenreichere Weizensorten entwickelt.

Industriell hergestelltes Brot enthält oft auch reines Gluten, welches die Backfähigkeit verbessert.)

13.4 Literaturangaben

Während in der Diabetologie intensive Forschungsansätze im Hinblick auf eine mögliche Rolle von Ernährungsfaktoren gängig sind, finden sich in der MS-Forschung diesbezüglich kaum umfangreiche Studien.

Verschiedene Publikationen, sowohl epidemiologische als auch Fallbeschreibungen und begrenzte Studien über die Rolle der Ernährungsfaktoren bei MS, werden im Nachfolgenden aufgeführt.

Epidemiologische Ergebnisse

Epidemiologische Studien haben auf einen Zusammenhang zwischen einem Milchkonsum und der Häufigkeit von Multipler Sklerose (77,78) hingewiesen. In der agrikulturellen Gesellschaft gehen ja Milchproduktion und Getreideproduktion Hand in Hand. Am Beispiel Neufundland und Norwegen konnte festgestellt werden, dass die Multiple Sklerose in Küstennähe – wo der Fischkonsum eine große Rolle spielt – seltener vorkommt als bei der Inlandbevölkerung, bei welcher Milch- und Getreideprodukte einen großen Anteil der Ernährung ausmachen (79,80).

Serologische Untersuchungen

In einer serologisch ausgerichteten Studie konnte man, im Gegensatz zu einer Kontrollgruppe, sowohl erhöhte IgA- und IgG-Gliadinantikörper als auch erhöhte Titer von IgA-Kuhmilchkaseinantikörpern bei der Multiplen Sklerose nachweisen (81). Neuerdings ist der Nachweis erhöhter TG6-Titer (Transglutaminaseantikörper) bei GRD (glutenrelated disorders) u.a. bei neurologischen Krankheiten wie z.B. MS, Glutenataxie, ALS und peripheren Neuropathien beschrieben worden. (82)

Glutenabhängige zerebellare Ataxien

Wie erwähnt gibt es wenige Publikationen über einen möglichen Zusammenhang zwischen der Multiplen Sklerose und Ernährungsfaktoren. Doch für andere, ähnlich gelagerte neurologische progressive Syndrome ist eine solche Betrachtungsweise revidiert worden. Eine Anzahl zerebellarer Ataxiefälle sind erwiesenermaßen glutenverursacht (83). Wie bei etlichen zöliakieabhängigen oder glutensensitiven Erkrankungen können intestinale Beschwerden fehlen und deshalb die richtige Ursache oft übersehen werden.

MS und Fallbeschreibungen

Obwohl publizierten Fallbeschreibungen wenig Beweiskraft zugeschrieben wird, sollten sie trotzdem nicht übersehen werden, da sie im Gegensatz zu Hypothesen real eingetroffen sind und somit Ausgangspunkt für weitere Studien sein könnten.

Unter den seltenen Fallbeschreibungen hat die Leidensgeschichte des bekannten britischen Künstlers Roger MacDougall Mitte der Fünfzigerjahre des letzten Jahrhunderts gewisse Berühmtheit erlangt (84). Trotz der von führenden britischen Neurologen festgestellten infausten Prognose, und in eine Rollstuhlexistenz gezwungen, erholte er sich vollständig, und zwar aus eigener Initiative. Bevor die aktuellen Theorien über die paleolithische Diät im Umlauf waren, verbesserte sich sukzessiv sein Gesundheitszustand unter einer milch- und getreideproduktfreien Diätumstellung und er verstarb über achtzigjährig an einer anderen Krankheit. Mac Dougalls eindrücklicher Bericht lässt sich unter dem Titel »No bed of Roses« leicht im Internet auffinden. Seine Diätempfehlungen wurden von vielen Patienten angewendet.

Eine weitere Fallbeschreibung gilt dem Sohne eines kanadischen Geologieforscher, Ashton F. Embry, der an Multipler Sklerose erkrankte und sich ebenfalls unter einer MacDougall-ähnlichen Diät erholte (85).

Im Lancet erschien eine Fallbeschreibung eines an Multipler Sklerose erkrankten Biochemikers, welcher sich mit einer ähnlichen gluten- und milchfreien Diät und einer Mineral- und Vitaminzulage erholte (86).

2009 erschien die Beschreibung eines Patienten mit Zöliakie und MS und einer bisher sechs Jahre andauernden Restitution, nach Einführung einer glutenfreien Diät. (87)

13.5 Zusammenfassung

Angesichts der ernsthaften Prognose und dem unzulänglichen verfügbaren Arzneimittelarsenal ist es gerechtfertigt, diese zitierten Erfolgsmeldungen weiterzugeben.

Verschiedene beeinflussbare oder nicht beeinflussbare Faktoren sind wahrscheinlich bei der Multiplen Sklerose aktiv. (Unter anderem haben Patienten positive Erfahrungen mit einer Amalgamsanierung erfahren.)

13.6 Behandlungsversuch

Nach vorangehender Abklärung (s. Fig. 4 Block B) und entsprechend den hier wiedergegebenen Studien besteht die Möglichkeit, eine gluten- und milchproduktfreie Diät auszuprobieren.

MacDougall hat darüber hinaus mit der Zeit andere Allergene ausgeschlossen, welche durch einen IgG-Screen aufgedeckt werden konnten. Dieser erfreut sich in den USA seit langem großer Beliebtheit. Mehrere Autoren empfehlen zudem eine Mineralzulage, vor allem Magnesium. Eine Vitaminergänzung aus der B-Vitamingruppe und fettlöslichen Vitaminen ist angezeigt.

14. Andere neurodegenerative Krankheiten

14.1 Ataxien

Ataxie ist der griechische Begriff für Unordnung und bezeichnet unter anderem Koordinationsstörungen im Bewegungsapparat.

Seit der umfangreichen Arbeit über neurologische Zustandsbilder bei der Zöliakie von Cooke (88) ist es eine akzeptierte Tatsache, dass Zöliakiepatienten vor oder nach erfolgter Diagnose neurologische Ausfalls- oder Reizsymptome aufweisen. Beispiele davon sind diffuse oder lokalisierte periphere Sensibilitätsstörungen, motorische Reizerscheinungen wie Tremor, Muskelkrämpfe, Spasmen und Ataxien. Die pathoanatomische Grundlage geht von zerebellären oder Rückenmarkstrukturen aus.

Diese Krankheiten sind meist von einer schlechten Prognose begleitet; deshalb kann es angebracht sein, hier verschiedene publizierte Studien zu erwähnen, welche für einen positiven Effekt eines Allergenausschlusses sprechen und deshalb in gewissen Fällen die empfohlenen therapeutischen Maßnahmen ergänzen könnten.

Dank Hadjivassiliou et al. ist die gluteninduzierte Ataxie ein heutzutage allgemein akzeptierter Begriff, bei welchem die Ataxie als Erstsymptom einer Zöliakie oder Glutensensitivität auftreten kann. (35,83)

14.2 Literaturdaten, Behandlungsmöglichkeiten

In Cookes Untersuchung fanden sich schwerwiegende neurologische Störungen vor allem bei Patienten mit einer langen Anamnese, und abgesehen von einem Fall war eine glutenfreie Ernährung erfolglos. Auch in Hadjivassilious Arbeit war dies der Fall. Bei Patienten mit einer kurzen Anamnese jedoch konnte unter einer glutenfreien Diät oft eine Restitution eintreten. In diesen Arbeiten wird unterstrichen, dass *eine Ataxie das einzige (und häufige) Zeichen einer vorliegenden Zöliakie oder Glutensensitivität sein kann.*

Darüber hinaus konnte festgestellt werden, dass auch Patienten mit einer nur IgG-positiven Zöliakieserologie bei der Dünndarmbiopsie eine Zottenatrophie aufweisen konnten. Da diese Patienten negative IgA-Zöliakieantikörpertiter hatten, wären sie entsprechend den gemeinhin akzeptierten Kriterien von einer weiteren Abklärung ausgeschlossen worden. Dies beleuchtet die Unsicherheit der praktizierten Screeningmethoden. Ataktische Syndrome, muskuläre Spasmen könnten somit Hinweise für eine Glutensensitivität oder eine echte Zöliakie sein.

Neue Erkenntnisse über die Glutensensitivität (NCGS) zeigen, dass sowohl Zöliakie als auch NCGS ohne intestinale Beschwerden u.a. mit verschiedenen neurologischen und psychiatrischen Symptomen auftreten können. NCGS ist sechsmal häufiger als die Zöliakie und unterscheidet sich z.T. von der Zöliakie durch ein unterschiedliches Antikörperprofil. Mikroskopische, atrophische Veränderungen der Dünndarmschleimhaut können fehlen.

Eine Fallbeschreibung im Lancet (89) berichtet über einen Patienten mit einer dreimonatigen Anamnese mit Gewichtsverlust, Konfusion und Ataxie. Nach einer pathologischen Dünndarmbiopsie wurde eine glutenfreie Ernährung durchgeführt, mit dem Resultat einer Regression aller Symptome.
   Eine andere Untersuchung weist auf eine erhöhte Zöliakiefrequenz bei zerebellären Ataxien (90).

14.3 Amyotrophische Lateralsklerose (ALS)

ALS ist eine nicht heilbare degenerative Erkrankung des motorischen Nervensystems in Hirnrinde und Rückenmark mit zunehmender Muskelatrophie als Folge. Die Prävalenz wird mit 6–9 Personen pro 100 000 Einwohner angegeben. Zwei bekannte Risikofaktoren sind das Rauchen und 10 % der Betroffenen haben erkrankte Mitglieder in der nächsten Verwandtschaft.
   Diese Krankheit hat einen besonders dramatischen unbeeinflussbaren Verlauf. In den letzten zwanzig Jahren konnte ein 20–25%iger Anstieg von

rapportierten Fällen verzeichnet werden. ALS führt zu einer zunehmenden Lähmung aller Muskeln des Körpers, und hat einen tödlichen Ausgang.

Finden sich auch hier Anhaltspunkte für eine mögliche Beeinflussung, ähnlich wie in den vorhergehenden Kapiteln über neurologische Störungen?

Es könnte deshalb von Interesse sein, hier folgende Literaturangaben zu zitieren. Turner MR et al. hat einen Fall beschrieben »A case of celiacdisease mimicking amyotrophic lateral sclerosis« mit einer sechs Monate währenden Anamnese mit Hemiparese und diffuser Hyperreflexie. Die neuroradiologischen und elektrophysiologischen Befunde deuteten auf das Vorliegen einer amyotrophen Lateralsklerose. Die Anamnese ergab keine Malabsorptionssymptome. Subnormale Laborwerte und eine positive Zöliakieserologie führten zu der Vornahme einer Dünndarmbiopsie und der eindeutigen Diagnose einer Zöliakie. Unter einer glutenfreien Diät und ohne andere Therapiezulagen erfolgte eine praktisch vollständige Restitution während einer Observationszeit von zweieinhalb Jahren. (91)

Bei einem weiteren publizierten Fall von Brown et al »White matter lesions suggestive of amyotrophic latral sclerosis attributed to celiac disease« handelte es sich um einen jungen Patienten mit einer progressiven neurologischen Symptomatologie. Eine Magnetröntgenuntersuchung (MR) zeigte für ALS typische Veränderungen in der weißen Gehirnsubstanz. Eine ergänzende Untersuchung ergab, dass der Patient an einer Zöliakie litt, und eine darauffolgende glutenfreie Ernährung hatte zur Folge, dass die MR-Veränderungen sich zurückbildeten. (92)

In einer anderen Fallbeschreibung wird über einen älteren Mann mit zunehmender motorischer Schwäche während zwei Jahren berichtet, was auf das Vorliegen einer ALS sehr verdächtig war. Auf Grund einer über 7 Monate dauernden Gewichtsabnahme und Stuhlveränderungen wurde eine oesophago-gastro-intestinale Untersuchung unternommen, welche eine Atrophie der Mucosa im Duodenum ergab und somit die Diagnose einer Zöliakie bestätigte. Unter einer glutenfreien Ernährung normalisierten sich Gewicht, Stuhlverhalten und es erfolgte eine Sistierung der neurologischen Symptome während einem »Follow-up« über 4 Monate. (93)

In einer Studie über 150 ALS-Patienten und einer gesunden Kontrollgruppe von 115 waren alle seronegativ für IgATransglutaminase2- sowie Endomysium- und deaminierte Gliadin Peptid Antikörper. 23 (15,3 %) von den Patienten hatten erhöhte TG6-Antikörpertiter, nur 5 (4,3 %) von der Kontrollgruppe. Diese Daten deuten auf eine mögliche Association des ALS mit einer Glutensensitivität. (94)

In einer Publikation von Kieslich über 75 Zöliakiepatienten im Alter von 2,8–24,2 Jahren: »*Brain white-matter lesions in celiac disease: a prospective study of 75 diet-treated patients*« konnte im Magnetröntgen gezeigt werden, dass bei der Zöliakie Veränderungen in der weißen Gehirnsubstanz relativ häufig auftreten und mit Störungen wie Epilepsien, Ataxien und muskulärer Hypotonie einhergehen können. Es wird daher empfohlen, dass Patienten mit diesen Symptomen für das eventuelle Vorliegen einer Zöliakie untersucht werden, auch ohne Darmsymptome (95).

15. Psychiatrische Krankheiten

Depression und Schizophrenie sind zwei sehr verschiedene Aspekte psychiatrischer Erkrankungen. In der Folge wird versucht, diese unterschiedlichen Symptomatologien mit einer möglichen Nahrungsmittelüberempfindlichkeit in Verbindung zu bringen, auch wenn es »prima vista« unrealistisch erscheint. Es werden Literaturquellen zitiert, welche einen solchen Zusammenhang als plausibel erscheinen lassen.

15.1 Depression

Klinische Daten

Leichte sowie schwerwiegende Depressionen sind in der Literatur mit einer Zöliakie in Verbindung gebracht worden. Diese Tatsache wird leider oft sowohl von Medizinern als auch von Psychologen/Psychotherapeuten unterschätzt. Depression ist u.a. eine häufige Ursache für eine frühzeitige krankheitsbedingte Pensionierung bei unbehandelter Zöliakie.

Mögliche pathophysiologische Grundlagen

Neben rein psychologischen Erklärungsmodellen finden sich mehrere Theorien, welche biologische Faktoren als Ursache anführen.

1) *Mangelerscheinungstheorie*
Sowohl Vitamin-B12-Mangel als auch Folsäuremangel sind mit verschiedenen neurologischen Störungen wie auch mit Depressionen in Zusammenhang gebracht worden. Mehrere Untersuchungen belegen dies. In einer Studie mit 46 Patienten mit einer schweren Depression entsprechend DSM III-Kriterien konnten bei 24 Patienten sowohl ein Vitamin-B12-Mangel als auch ein Folsäuremangel und erhöhte Homozysteinwerte nachgewiesen

werden (96). Homozystein scheint somit ein Indikator zur Identifikation einer Subgruppe von Patienten mit Depression.

2) *Monoamintheorie*
In der gleichen Studie (96) und in anderen Publikationen über Depression wird von einem pathologischen Monoaminmetabolismus mit vermindertem Gehalt von zerebralen Signalsubstanzen wie z.B. Dopamin und Serotonin berichtet. Untersuchungen haben gezeigt, dass unbehandelte Zöliakiepatienten eine erhöhte Frequenz von Depression aufweisen und dass bei diesen Patienten eine Verminderung der drei wichtigsten Monoaminmetaboliten im Liquor nachgewiesen werden konnte. (97)

Eine weitere Studie zeigte einen erhöhten Liquorgehalt dieser Monoaminmetaboliten bei Zöliakiepatieneten unter glutenfreier Diät sowie eine Verbesserung der klinischen Zeichen der Depression. (98)

Eine schwedische Kohortstudie von 2011 bestätigt die erhöhte Suizidfrequenz bei der Zöliakie. (99)

Eine erhöhte Suizidfrequenz bei depressiven Patienten ist begleitet von einer signifikanten Reduktion der Monoaminmetaboliten im Liquor, speziell von HVA (Homovanillinsäure). (100)

Eine interessante Publikation betrifft eine 15-jährige Patientin mit Depression und wiederholten Suizidversuchen, bei welcher auf Grund einer Anämie schlussendlich die Diagnose einer Zöliakie gestellt werden konnte. Unter einer glutenfreien Diät erholten sich sowohl Blutwerte als auch die depressiven Symptome. Diese Fallbeschreibung ist umso wichtiger zu bewerten, da Suizid in der Altersgruppe 15–20 Jahren besonders häufig als Todesursache figuriert. (101)

3) *Opioidtheorie*
Diese Theorien stammen von Studien über nahrungsmittelbedingte, pharmakologisch aktive Peptide im Darm. Diese Studien haben gezeigt, dass u.a. Gluten und auch womöglich das Kuhmilcheiweiß Kasein opioidähnliche »Endorphin«-Eigenschaften aufweisen. Sie sind deshalb als »Exorphine« bezeichnet worden, da sie ähnliche Eigenschaften wie die endogenen

Endorphine aufweisen, jedoch von außen (= exogen) zugeführt werden. Endorphine sind morphinverwandte Signalsubstanzen, welche im Zentralnervensystem verschiedene Stimmungsveränderungen hervorrufen können, ähnlich wie das Morphin. Gluten sowohl als auch das Kuhmilchkasein weisen Peptidbruchstücke mit gewissen Aminosäuresequenzen auf, welche eine gleichwertige Affinität zu zentralnervösen Nervenzellrezeptoren besitzen wie Morphin (32).

4) *Mikrobiotik*
In der psychiatrischen Forschung wird neuerdings vermehrtes Interesse an einer Interaktion zwischen dem Gastrointestinaltrakt und dem Gehirn hervorgehoben, namentlich über die »microbiota-gut-brainaxis«. Der Magen-Darm-Trakt ist das größte immunologische Organ im Körper und hat auch den größten Kontakt mit der Umwelt. Eine gesunde Darmflora (Mikrobiota) ist wichtig für eine optimale Gehirnfunktion.

Eine Aktivierung des Immunsystems durch pathogene Bakterien, Viren, Nahrungsmittel, Stress etc. kann u.a. auf Grund einer erhöhten Darmpermeabilität einen Einfluss auf inflammatorische, autoimmune und psychiatrische Erkrankungen haben.

Eventuell spielt die »mikrobiota brain-axis« eine übergeordnete Rolle, nicht nur bei der Depression, aber auch bei anderen psychiatrischen Krankheiten. (102)

5) *Gluten und Depression*
Eine Metaanalyse von über 1000 Patienten mit Stimmungsstörungen mit oder ohne glutenverbundener Erkrankungen konnte zeigen, dass eine glutenfreie Diät (GFD) bei der Gruppe von Zöliakiepatienten signifikant die depressiven Symptome verbesserte; nach einem Jahr mit GFD gab es keinen Unterschied in den Messwerten zwischen den Patienten und einer gesunden Kontrollgruppe. (103)

Abklärung

Somit erscheint es überaus wichtig, dass bei einem depressiven Patienten eine umfassende hämatologische wie auch serologische Abklärung vorgenommen wird, entsprechend dem hier früher aufgeführten Schema in Figur 4, Block B, u.a. Vitamin-B12-Status, Folsäurespiegel, Homozystein, Zöliakieserologie und evtl. eine Dünndarmbiopsie etc.

Behandlungsmöglichkeiten

Medikamente, welche in den Monoaminstoffwechsel eingreifen, sind Standardtherapie bei Depressionen. Oft wird eine zusätzliche Medikation mit Vitamin B12 und Folsäure eingesetzt, wenn ein solcher Mangel besteht.

Erwähnenswert ist, dass allgemein angenommen wird, dass ein Vitamin-B12- oder ein Folsäuremangel (und eine evtl. darauffolgende Homozysteinämie) meistens auf eine verminderte Zufuhr beruht. Im Gegensatz dazu – mindestens was die westliche Welt betrifft – kann eine mangelnde Resorption die Ursache sein; eine Situation, welche auf einen glutenverdächtigen Schleimhautschaden hinweisen könnte.

Somit könnten depressive Patienten mit Zöliakiediagnose, welche einen solchen Mangel aufweisen, sowie Patienten mit einem negativen Zöliakiescreen (siehe unten) von einem Ausschluss von Getreide- und Milchprodukten profitieren.

Eine Legitimität für ein solches Verfahren ist aus den eben und weiter unten publizierten Untersuchungen ersichtlich. In einer klinischen Studie mit 9 jungen Patienten mit einer neudiagnostizierten Zöliakie und gleichzeitiger Depression konnte nach einer dreimonatigen Observationszeit unter einer glutenfreien Diät ein Rückgang der serotonergen Parameter und der Depressionszeichen registriert werden (104).

Beachtenswert ist eine Untersuchung von Dickerson F. et al. »*Markers of gluten sensitivity and coeliac disease in bipolar disorders*, bei welcher nachgewiesen werden konnte, dass Individuen mit bipolarer Krankheit einen erhöhten Gliadin IgG-Antikörpertiter aufwiesen, nicht aber einen erhöhten Gliadin IgA-Antikörpertiter. (105)

15.2 Schizophrenie

Die Schizophrenie, d.h. gespaltene Persönlichkeit, präsentiert sich mit unterschiedlichen psychotischen Symptomen, wie veränderte Wirklichkeitsauffassung, Wahnvorstellungen, Halluzinationen und Antriebsstörungen wie z.B. Apathie, Konzentrationsschwäche und Unentschlossenheit.

Die Ursache ist unbekannt. Außer genetischen Faktoren spielen schwerwiegende psychische und physische Belastungen wie zum Beispiel dauerhafter Stress, Traumata, wiederholte Infektionen und Autoimmunkrankheiten eine Rolle. Abweichungen im Metabolismus zentralnervöser Signalsubstanzen werden vermutet. Genetische Faktoren sind operativ, reichen jedoch nicht aus, um die Prävalenz von ca. 1 % in einer Bevölkerung zu erklären. Frauen erkranken etwa gleich häufig wie Männer und die Häufigkeit weist von Land zu Land große Unterschiede auf.

Zudem besteht ein sogenanntes »Fertilitätsparadox«, welches besagt, dass diese schwer betroffene Patientengruppe weniger fertil ist und damit die Häufigkeit der Schizophrenie eigentlich abnehmen sollte, was aber nicht der Fall ist.

Die Auffassung, dass eine mögliche Beziehung zwischen Nahrungsmittel und Schizophrenie bestehen könnte, ist umstritten. Es gibt jedoch Studien, welche für einen ätiologischen Zusammenhang zwischen Diätfaktoren und einer Schizophrenie sprechen, vor allem was die Rolle von Getreide- und Milchprodukten betrifft. Die Schizophrenie kann die einzige Manifestation einer Nahrungsmittelunverträglichkeit sein.

Historisch gesehen wurde ja die Ursache der Zöliakie teilweise anhand psychischer Symptome der Patienten aufgedeckt. Dicke, der holländische Kinderarzt, welcher die Ursache der Zöliakie entdeckte, konnte Verhaltensstörungen seiner Patienten registrieren, je nachdem ob die vorhergehende Mahlzeit Kartoffeln oder Getreideprodukte enthielt.

Asperger hat eine Abhandlung über psychische Störungen bei jüngeren Zöliakiepatienten verfasst.

Literaturdaten

Klinische und epidemiologische Untersuchungen

Schon 1953 publizierte Buscaino eine Post-Mortem-Studie über 82 Patienten mit einer Schizophreniediagnose. 50 % wiesen Gastritiszeichen, 88 % eine Darmentzündung und 92 % eine Kolitis auf. (106)

Ein Zusammenhang zwischen einer Schizophrenie und Gluten wurde vor mehr als 50 Jahren vom amerikanischen Psychiater Dohan vermutet. Schizophreniepatienten, welche auf eine gluten- und milchfreie Diät umgesetzt wurden, wiesen eine kürzere stationäre Behandlungszeit auf (107).

Dohans umfassende Forschungsarbeit führte zu mehreren klinischen Studien mit unterschiedlichen Ergebnissen; teilweise wurden sie jedoch wegen eines inadäquaten Studiendesigns mit allzu kurzen Observationszeiten kritisiert.

In einer Metanalyse von mehr als 50 Artikeln, welche von K. Lorenz ausgeführt wurde, konnte nachgewiesen werden, dass die Schizophrenie bei nicht-getreidekonsumierenden Kollektiven eine seltene Diagnose war (108). Eine weitere Untersuchung, von Eaton W.W. et al., gestützt auf ein dänisches Register mit mehr als 7000 Schizophreniepatienten, berichtet über eine erhöhte Frequenz autoimmuner Erkrankungen, wie zum Beispiel der Zöliakie bei Schizophrenikern (109).

Eine andere große Untersuchung belegt eine Assoziation mit autoimmunen Erkrankungen insbesondere mit einer Zöliakie (110). Ebenso scheinen wiederholte schwerwiegende Infektionen und Autoimmunkrankheiten Risikofaktoren zu sein, um an einer Schizophrenie zu erkranken (111).

Wie im Abschnitt über die Depression eröffnet, die Rolle des Mikrobioms auch in der immunvermittelten Pathologie bei der Schizophrenie interessante Perspektiven durch die mögliche Beeinflussung der »gut-brain-axis« mittels Pre- und Probiotika. (112)

Infektionen und Entzündungsprozesse können ja Störungen im Immunsystem hervorbringen. Positive Behandlungsergebnisse mit entzündungshemmenden Cox-2-Hemmern sind publiziert worden (113).

In einer Studie aus Schweden von Karlsson H. et al. »*Maternal Antibodies to Dietary Antigens and Risk for Nonaffectiv Psychosis in Offspring*« untersuchte man 764 Krankengeschichten von Schwangeren und aufbewahrten Blutproben von ihren Neugeborenen zwischen 1975–1985. Die Neugeborenen, welche einen erhöhten IgG-Gliadinantikörpertiter (von der Mutter herstammend) hatten, wiesen später im Leben eine nahezu doppelte Erkrankungsrate an Schizophrenie auf als die Nachkommen mit einem normalen Antikörpertiter (114).

Andere Untersuchungen belegen eine gewisse Parallelität zwischen Zöliakie- und Schizophreniefrequenz am Beispiel Irland, welches ja einen hohen Anteil von genetisch positiven DR3/DR4-Individuen in der Gesamtbevölkerung aufweist (115).

Mögliche pathophysiologische Erklärungen

Neuere neurologische Untersuchungsmethoden wie zum Beispiel die SPECT-Untersuchung (Single Positron Emission Computer Tomographie) könnten interessante Einblicke und Daten für ein besseres Verständnis zugrundeliegender Phänomene liefern.

In einer Studie bei einem schizophrenen Patienten konnte eine *objektive Hypoperfusion* im linken Frontallobus mittels einer SPECT-Untersuchung nachgewiesen werden. Eine gleichzeitig ausgeführte Abklärung wegen neu auftretenden Darmbeschwerden ergab die Diagnose einer Zöliakie. Nach einer glutenfreien Diät konnte eine Normalisierung der psychischen Symptome wie auch der SPECT-Veränderungen festgestellt werden (116).

Eine weitere Untersuchung berichtet über einen ähnlichen Fall bei einem Zöliakiepatienten mit Hypoperfusionszeichen, bei welchem sich die Encephalopathiesymptome unter einer glutenfreien Diät verbesserten (117).

Erhöhte Homozysteinspiegel im Serum, als Zeichen einer Störung in der Vitamin-B12-Folsäure-Achse konnten bei der Mehrzahl von 20 schizophrenen Patienten nachgewiesen werden (118).

In diesem Zusammenhang erscheint es interessant zu sein, inwieweit die bekannte Homozysteintoxizität auf die Gefäßwandstrukturen ursächlich für die Perfusionsstörungen verantwortlich sein könnte.

Abklärung

Außer der gängigen psychologischen, psychiatrischen und bildgebenden etc. Beurteilungen muss sich eine Abklärung ähnlich gestalten wie bei den früher beschriebenen Krankheiten, wie zum Beispiel bei der Depression. Dies bedeutet eine gründliche Untersuchung hämatologischer und serologischer Parameter wie im früher genannten Block B, Figur 4 erläutert wurde: u.a. Vitamin B12, Folsäure, Homozystein, Zöliakieserologie, evtl. Dünndarmbiopsie etc.

Cave! IgG-Zöliakieantikörper sind nicht in der gängigen Zöliakieserologie inbegriffen, weil sie als unspezifisch gelten. In neueren wissenschaftlichen Publikationen wird die Bedeutung dieser Antikörperklasse jedoch aufgewertet. (35) Die Antigliadinserologie weist bei der Schizophrenie ein von der Zöliakie abweichendes Muster auf. (119)

Ein umfassender IgG-Antikörperscreen gegen Nahrungsmittel kann von Nutzen sein.

Behandlungsmöglichkeiten

Eine symptombekämpfende medikamentöse Behandlung ist u.a. die Standardtherapie. Ähnlich wie bei dem Erscheinungsbild der Depression finden sich jedoch epidemiologische, klinische und experimentelle Belege, dass ein Ausschluss von Getreide- (und am Anfang) auch Milchprodukten über eine längere Zeitspanne evtl. von Erfolg sein könnte. Mit professioneller Hilfe bei einer eventuellen Diätumstellung könnte eine verminderte oder regressive Entwicklung der schizophrenietypischen Symptome eintreten. Dies könnte vor allem für neu erkrankte Patienten gelten.

16. Autismus-Spektrum-Störungen, ADHS

Das Autismusspektrumsyndrom beinhaltet Diagnosen wie Autismus, Asperger Syndrom und andere autismusverwandte Zustände und kennzeichnet sich durch umfassende neuropsychiatrische Entwicklungsstörungen mit tiefgreifenden Funktionsbeeinträchtigungen in verschiedenen Bereichen.

Deren Ursache ist weitgehend unbekannt, jedoch werden die Entwicklungsstörungen auf neurobiologische, genetische und Umweltfaktoren zurückgeführt.

ADHD (Attention Deficit Hyperactivity Disorder) oder ADHS (Aufmerksamkeits-Defizit-Syndrom mit Hyperaktivität) kennzeichnet sich durch Verhaltensabweichungen wie Störungen der Aufmerksamkeit, Impulsivität und Hyperaktivität. Das männliche Geschlecht ist überrepräsentiert, doch besteht eine große Dunkelziffer betreffend des weiblichen Geschlechtes, bei welchem die Impulsivität nicht im Vordergrund steht. Mädchen reagieren eher mit Depressions- und Angsterscheinungen. Autismus und ADHS können gleichzeitig auftreten und bleiben oft unerkannt, besonders bei Erwachsenen.

16.1 Autismus

Bei dem Autismus besteht ein vermindertes Kommunikationspotential und die soziale Interaktion ist gestört. Gleichzeitig fallen die Patienten durch häufig repetitive Stereotypien im Verhalten und in Interessengebieten auf.

Diese Störungen treten oft schon in einem frühen Alter auf. Da die Ursachen unbekannt sind, gestalten sich die Behandlungsmöglichkeiten weitgehend rein symptomatisch. Doch gibt es Anhaltspunkte dafür, dass Nahrungsmittel durch eine Schädigung der Dünndarmbarriere in gewissen Fällen eine Rolle spielen könnten. In einer Studie, bei welcher die Dünndarmschleimhautstruktur histologisch und histochemisch bei 25 autistischen Kindern untersucht wurde, konnte eine erhöhte Anzahl Lymphozyten und eine erhöhte

IgG-Antikörperablagerung bei 23 Patienten nachgewiesen werden. Dies sind Befunde, welche für einen immunologischen Vorgang sprechen können (120).

In einer anderen Studie wurde die intestinale Permeabilität mittels eines Resorptionstestes (IPT) bei autistischen Patienten und deren ersten Grades Verwandten untersucht und mit einer Kontrollgruppe verglichen. Patienten, welche mit einer gluten- und kasein(= Kuhmilch)freien Diät behandelt wurden, wiesen eine deutlich verminderte Permeabilität der Darmschleimhaut auf als die Patienten, welche keiner Diättherapie unterworfen waren oder im Vergleich zu einer Kontrollgruppe. Auch die untersuchten Verwandten wiesen intestinale Veränderungen auf (121).

Ein positiver Ausfall einer kasein- und glutenfreien Diät wurde wiederholt dokumentiert. (122,123,124) Eine unter anderen Hypothesen nimmt an, dass Gluten- und Kaseinpeptide durch eine geschädigte Darmwand in die Blutbahn und in das Zentralnervensystem gelangen. Durch ihre Opioidaktivität könnten neurotransmittorische Prozesse gestört werden. (32)

Da effektive Behandlungsmöglichkeiten fehlen, erscheint es verständlich, dass das Interesse über einen eventuellen Einfluss von Nahrungsmitteln groß ist. Dieser Tatbestand widerspiegelt sich in mehr als 170 Millionen Treffern bei einer Internetdurchsuchung.

Wenn auch in den meisten Fällen die Ätiologie unbekannt ist, gibt es doch eindeutige Belege dafür, dass eine gluten- und kuhmilchfreie Ernährung eine Möglichkeit darstellen könnte, Symptome wie vor allem die Impulsivität, Aufmerksamkeits- und Konzentrationsdefizite zu verbessern.

16.2 ADHS

Verhaltensstörungen wie Aufmerksamkeitsmangel, fehlende Impulskontrolle und eine Hyperaktivität bereiten bedeutende Probleme im täglichen Leben, sowohl für den Patienten als auch für die Familie. Eine pharmakologische Behandlung mit zentralstimulierenden Substanzen ist nicht überall Standard und die Meinungen darüber sind geteilt. In Großbritannien wird diese Therapie nur im Ernstfall angewendet, wogegen diese Behandlungsart in den USA gang und gäbe ist. Die Patienten sind auf umfassende verhaltenstherapeutische, pädagogische und psychosoziale Maßnahmen angewiesen.

Was ADHS betrifft, gibt es jedoch einschlägige ältere und neuere Studien, welche die Rolle von Ernährungsfaktoren hervorheben.

In der in diesem Buch zitierten *Migränestudie* von Egger (29) konnte nachgewiesen werden, dass 93 % der 88 Patienten unter einer oligoantigenen Diät frei von Migräneanfällen blieben. Als ein unerwarteter Gewinn konnte mit dieser Diät bei 36 von 41 Patienten, welche gleichzeitig an einer Hyperaktivität und Verhaltensstörungen litten, eine deutliche Besserung auch dieser Symptome erzielt werden.

Diese Migränestudie ermunterte die gleiche Forschergruppe zu einer größeren, teilweise doppelblind ausgeführten Studie: »*Controlled trial of oligoantigenic treatment in the hyperkinetic syndrome*«. (125) 62 der 76 untersuchten Patienten reagierten in positiver Weise unter einer oligoantigenen Diät.

Die hauptsächlich verursachenden Nahrungsmittel waren in abnehmender Reihenfolge:*Konservierungsmittel, Farbstoffe mit 79 %, Soja, Kuhmilch, Schokolade, Trauben, Weizen, Orangen, Käse (Kumilchkäse), Hühnerei, Erdnüsse, Mais, Fisch, Hafer, Melone, Tomate und Schinken mit 20 %.* Diese Liste ist jedoch unvollständig.

Daraus lässt sich die Schlussfolgerung ziehen, dass Nahrungsmittel, welche einen Migräneanfall auslösten, auch hier eine bedeutende Rolle einnehmen können.

Eine weitere Untersuchung von Carter et al. »*Effect of a few food diet in attention deficit disorders*« kam zum gleichen Ergebnis. (126)

In Anknüpfung an diese älteren Studien hat eine aktuelle, doppelblind und placebokontrollierte Studie aus den Niederlanden von Pelsser et al. mit dem Titel »*Effects of a restricted elimination diet on the behaviour of children with attention-deficit- hyperactivitydisorder* (INCA study); *a randomized controlled trial*« für großes Interesse gesorgt. Auch diese neue Untersuchung verweist auf eine Besserung der ADHS-Symptome bei 32 von 42 Patienten

(78 %) unter einer »restricted elimination diet«, welche der oben erwähnten oligoantigenen Diät gleicht (127).

Eine aktuelle Metaanalyse der gleichen Gruppe von 2017 über Diätinterventionen zeigte, dass eine Zulage von mehrfach ungesättigten Fettsäuren oder eine farbstofffreie Diät nur einen marginellen Erfolg aufwies, wogegen die »few foods diet« deutliche positive Resultate erzielte. (128)

Behandlung

In Carters Untersuchung (126) und in dieser neueren Studie wird empfohlen, nebst gängiger Therapiemaßnahmen, einen Diätversuch bei allen Kindern, welche an ADHS leiden, durchzuführen.

Voraussetzung ist, dass die Eltern dazu bereit sind und unter professioneller Führung mitmachen wollen. Eine nähere Betrachtung aus Eggers Arbeit von 1985 (125) *zeigt, dass schon nur der Ausschluss von Farbstoffen, Konservierungsmitteln, Getreide- und Milchprodukten, Soja, Schokolade, Trauben, Ei und Orangen eine Besserung bei 40–79 % der Patienten bedeuten könnte.*

Ein Ausschluss dieser Nahrungsmittel unter einer ca. 3–6-monatigen Periode könnte einen großen Gewinn darstellen. Danach können mit einem wöchentlichen Abstand weitere Nahrungsmittel wieder eingeführt und getestet werden, bis eine ernährungsmäßig komplette Diät erreicht wird.

Die mögliche Rolle von Darmmikrobiota in der Kommunikation zwischen Darm und Gehirn (gut-brain-axis) bei Autismus-Spectrum-Störungen hat an Aufmerksamkeit gewonnen. Klinische Studien von Patienten mit intestinalen Symptomen und Verhaltensstörungen haben vielversprechende Ansätze gezeigt. Die Therapie mit Probiotika haben doch unterschiedliche Resultate ergeben. (129)

In dieser Hinsicht haben klinische Versuche mit Mikrobiotatransfer mittels Faecestransplantation Erfolg ergeben. In einer Studie von 18 Patienten mit Autismus und intestinalen Symptomen ergab sich eine signifikante Verbesserung von sowohl intestinalen wie autismusbezogenen Symptomen. Eine »Follow-up«-Studie nach zwei Jahren bestätigte die Befunde. (130)

Literaturverzeichnis

1) Marsh M.N. The natural history of gluten sensitivity: defining, refining and redefining. Q J Med 1995; 85: 9–13.

2) Jackson J R, Eaton WW, Cascella NG, Fasano A, Kelly DL. Neurologic and psychiatric manifestations of celiac disease and gluten sensitivity. Psychiatr Q. 2012; 83 (1): 91–102.

3) Aziz, I et al. The spectrum of noncoeliac gluten sensitivity. Nat. Rev. Gastroenterol, Hepatol. 12, 516–526 (2015).

4) Cooper B.T. Gluten-Sensitive Diarrhea Without Evidence of Coeliac Disease. Gastroenterology 1980; 79: 801–806.

5) Coppo R. et al. Dietary Gluten and Primary IgA Nephropathy. NEJM 1986; Vol 315, Nr 18, 1167–1168.

6) Not T, Ziberna F, Vatta S et al. Cryptic genetic gluten intolerance revealed by intestinal antitransglutaminase antibodies and respons to glutenfree diet. Gut 2011 Apr 6.

7) Catassi C. et al. The overlapping area of Non-Celiac Gluten Sensitivity (NCGS) and Wheat-Sensitive Irritable Bowel Syndrom IBS: An Update. Nutrients. 2017 Nov; 9 (11): 1268–1286.

8) Scott BB, Losowsky MS. Coeliac disease: a cause of various associated diseases? Lancet 1975; 2: 956–957.

9) Cooper BT, Holmes GKT, Cooke WT. Coeliac disease and immunological disorders. Br med J 1978; 1: 537–539.

10) Hautekeete ML, de Clerck LS, Stevens WJ. Chronic urticaria associated with coeliac disease. Lancet 1987; 1: 157.

11) Hosker HSR, Kelly CA, Bird G, Clague H, Walters EH. Adult coeliac disease presenting with symptoms of worsening asthma. Lancet 1986; 1: 1157–1158.

12) Parke AL, Fagan EA, Chadwick VS, Hughes GRV. Coeliac disease and rheumatoid arthritis. Annals Rheum Dis 1984; 43: 378–380.

13) Bourne JT, Kumar P, Huskisson EC, Mageed R, Unsworth DJ, Wojtulewsky JA. Arthritis and coeliac disease. Annals Rheum Dis 1985; 44: 592–598.

14) Fornasieri A, Sinico RA, Maldafassi P, Bernasconi P, Vegni M, D'Amico G, IgA-antigliadin antibodies in IgA mesangial nephropathy (Berger's disease). Br med J 1987; vol 295: 78–80.
15) Hicklin JA, McEven LM, Morgan JE. The effect of diet in rheumatoid arthritis. Clinical Allergy 1980; vol.10: 463–467.
16) Parke AL, Hughes GRV. Rheumatoid arthritis and food: a case study. Br med J 1981; vol 282: 2027–2029.
17) Williams R. Rheumatoid arthritis and food: a case study. Br med J 1981; vol 283: 563.
18) Darlington LG, Ramsey NW, Mansfield JR. Placebo-controlled blind study of dietary manipulation therapy in rheumatoid arthritis. Lancet 1986; 1: 236–238.
19) Kjeldsen-Kragh J, Haugen M, Borchgrevink CF, Laerum E, Eek M, Mowinkel P, Hovi K, Forre O. Controlled trial of fasting and one year vegetarian diet in rheumatoid arthritis. Lancet 1991; 2: 899–902.
20) Hafström I et al. A vegan diet free of gluten improves the signs and symptoms of rheumatoid arthritis: the effects on arthritis correlate with a reduction in antibodies to food antigens. Rheumatology 2001; 40: 1175–1179.
21) Atherton DJ, Sewell M, Soothill JF, Wells RS, Chilvers CED. A double-blind controlled crossover trial of an antigen-avoidance diet in atopic eczema. Lancet 1978; 1: 401–403.
22) Graham P, Hall-Smith SP, Harris JM, Price ML. A study of hypoallergenic diets and oral sodium chromoglycate in the management of atopic eczema. Br J of Derm 1984; 110: 457–467.
23) Sandberg TH, Mc Intosh RM, Bernstein CW, Carr R, Strauss J. Severe steroid responsive nephrosis associated with hypersensitivity. Lancet 1977; 1: 388–390.
24) Law-Chin-Yung, Freed DLJ. Nephrotic syndrome due to milk allergy. Lancet 1977; 1: 1056.
25) Howanietz H, Lubec G. Idiopathic nephrotic syndrome, treated with steroids for five years, found to be allergic reaction to porc. Lancet 1985; 2: 450.

26) Genova R, Sanfilippo M, Rossi ME, Vierucci A. Food allergy in steroid-resistant nephrotic syndrome. Lancet 1987; 1: 1315–1316.

27) Lagrue L, Laurent J, Rostoker G, Lang P. Food allergy in idiopathic nephrotic syndrome. Lancet 1987; 2: 277.

28) Monro J, Brostoff J, Carini CL, Zilkha K. Food allergy in migraine. Lancet 1980; 2: 1–4.

29) Egger J, Carter CM, Wilson J, Turner MW, Soothill CF. Is migraine food allergy. Lancet 1983; 2: 865–869.

30) Monro J, Carini CL, Brostoff J. Migraine is food-allergic disease. Lancet 1984; 2: 719–721.

31) Kevin V. Lemley et al. The Effect of a Gluten-Free Diet in Children With Difficult-to Manage Nephrotic Syndrome. Pediatrics 2016 Jul 138 (1).

32) Gardner MLG. Production of pharmacologically active peptides from foods in the gut. In: Food and the Gut; Hunter JO, Jones A. Baillière Tindal, London 1985.

33) Horvath K et al. Naloxone antagonises effect of alpha-gliadin on leukocyte migration in patients with celiac disease. Lancet 1985; 2: 184–185.

34) Sundqvist T. et al. Influence of fasting on intestinal permeability and disease activity in patients with rheumatoid arthritis. Scand J Rheumatology 11: 33–38. 1982.

35) Hadjivassiliou M et al. Clinical, radiological, neurophysiological, and neuropathological characteristics of gluten ataxia. Lancet 1998; vol 352: 1–4.

36) Jameson Sten. Trace metabolism in Coeliac Disease. In: Boström H ed al. Trace element metabolism in Health and Disease. Stockholm. Almqvist and Wicksell, 1985. 242–252.

37) Peters T.J. and Bjarnasson I., Intestinal Permeability. In: Food and the Gut. Hunter J.O and Alun Jones V. Baillière Tindall. London 1985.

38) Turck D. et al. Intestinal permeability to (51 Cr) EDTA in children with Crohn's disease and celiac disease. J of Ped Gastroenterology and nutrition 1987; 6: 535–537.

39) Fuchs D. et al. Urinary neopterin excretion in coeliac disease. Lancet 1983; 2: 463–464.

40) Holm K. et al. Intraepitelial gamma/delta T cell-receptor lymphocytes

and genetic susceptibility to celiac disease. Lancet 1992; vol 339: 1500–1503

41) Alun Jones, Hunter E. et al. Food Intolerance: a major factor in the pathogenesis of irritable bowel syndrome. Lancet 1982; 2: 1115–1117.

42) Hunter J.O. Food Intolerance and the Irritable bowel syndrome, new ideas and insights into pathophysiology. Edited by N.W. Read. Blackwell scientific publications. Oxford 1991.

43) Nanda R. et al. Food Intolerance and the Irritable bowel syndrome. Gut; 1989; 30: 1099–1104.

44) Ford AC. et al. Yield of diagnostic tests for celiac disease in individuals with symptoms suggestive of irritable bowel syndrome: systemic review and meta-analysis. Arch Intern Med 2009; 169: 651–658.

45) O'Farelly C. et al. Association between villous atrophy in rheumatoid arthritis and a rheumatic factor factor and gliadin-specific IgG. Lancet 1988; 2: 819–822.

46) Vereckei E. et al. Back pain and sacroilitis in long-standing adult celiac disease: a cross-sectional and follow-up study. Rheumatology International. Springer Berlin/Heidelberg. June 6, 2009.

47) Rosato E. et al. High incidence of Celiac Disease in patients with Systemic Sclerosis. Rheumatol. March 30, 2009.

48) Song MS et al. Dermatomyositis associated with celiac disease: response to a gluten-free diet. Can J Gastroenterol. 2006 June; 20 (6): 433–435.

49) Liden M. et al. Gluten sensitivity in patients with primary Sjögren's syndrome. Scand J Gastroenterol. 2007 Aug; 42 (8): 962–967.

50) Panush R.S. et al. Diet therapy for rheumatoid arthritis. Arthritis and Rheumatism.1983; vol. 26, no 4.

51) Denman AM. et al. Joint complaints and food allergic disorders. Annals of Allergy. 1983; vol 51: 260–263.

52) Sloper KS., Wadsworth H, Brostoff J. Children with atopic eczema. Clinical response to food elimination and subsequent Double-blind food challenge. Quarterly Journal of Medicine, New series 80. Aug 1991; No292: 677–693.

53) Forget P. et al. Permeability of the small intestine to (Cr 51) EDTA in

children with acute gastroenteritis or Eczema. J of Ped Gastroenterology and Nutrition 1985; 4393–4396. Raven Press, New York.

54) Michaëlsson G et al. Psoriasis patients with antibodies to gliadin can be improved by a gluten-free diet. Br J Dermatol, vol 142;January 2000: 44–51.

55) Diabetes epidemiology research international: Preventing insulin dependent diabetes mellitus: the environmental challenge. BMJ 1987; vol 295: 479–481.

56) Stevens FM, Egan-Mitchell B, Cryan E, Mc Carthy CF, Mc Nicholl B. Decreasing incidence of coeliac disease. Arch Dis Childhood 1987; 62: 465–468.

57) Borch-Johnson K, Mandrup-Poulsen T., Zachau-Christiansen B, Joner G, Christy M, Kastrup K, Nerup J. Relation between breast-feeding and incidence rates of insulin-dependent diabetes mellitus. A Hypothesis. Lancet 1984; 2: 1083–1086.

58) Mayer EJ, Hamman RF, Gay EC, Lezotte DC, Savitz DA, Klingensmith G. Reduced risk of IDDM among breast-fed children. Diabetes 1988; 37: 1625–1632.

59) Dahlqvist G, Blom LG, Persson LA, Sandström A, Wall SG. Dietary factors and the risk of developing insulin dependent diabetes in childhood. Br med J 1990; 300: 1302–1304.

60) Julie C Antvorskov et al. Association between maternal gluten intake and type 1 diabetes in offspring; national prospective cohort study un Denmark. BMJ, 2018; 362: k 3547.

61) Kokkonen J, Kiuttu J, Mustonen A, Räsänen O. Organ-specific antibodies in healthy and diabetic children and young adults. Acta Paediatr Scand 1982; 71: 223–226.

62) Dorchy H. Organ-specific antibodies in young diabetics. Acta Paediatr Scand 1983; 72: 131–132.

63) Unsworth DJ, Walker-Smith JA. Autoimmunity in diarrhoeal disease. J of Ped Gastroenterology and Nutrition 1985; 4: 375–380.

64) Maglio M et al. The great majority of children with type 1 diabetes produce and deposit anti-tissue transglutaminase antibodies in the small intestine. Diabetes 2009. April 28.

65) Mojibian M et al. A diabetes-specific HLA-DR restricted pro-inflammatory T cell response to wheat polypeptides in tissue transglutaminase antibody negative patients with type 1 diabetes. Diabetes 2009. April 28.

66) Elliott RB, Martin JM. Dietary protein: a trigger of insulin-dependent diabetes in the BB-rat? Diabetologia1984; 26: 297–299.

67) Bruun S W et al. Large Gliadin Peptides Detected in the Pancreas of NOD and Healthy Mice following Oral Administrtion. J Diabetes Res, 2016; 2106; 2424306.

68) Antvorskov JC. et al. Dietary gluten and the development of type 1 diabetes. Diabetologia, 2104 Sep; 57 (9).

69) Karjalainen J, Martin JM, Knip M, Ilonen J, Robinson B, Savilahti E, Åkerblom H, Dosch HM. A bovine albumin peptide as a possible trigger of insulin-dependent diabetes mellitus. N Engl J Med 1992; 327: 302–307.

70) Scott FW et al. Milk and type 1 Diabetes. Diabetes Care 1996, vol 19; nr 4: 379383.

71) Fanconi G. Die eiweißarme Früchte-Gemüse-Dauerkost beim kindlichen Diabetes mellitus. Verhandlungen der Deutschen Gesellschaft für Innere Medizin 1937; 63–69.

72) Ventura A, Magazzu G, Greco L. Duration of exposure to Gluten and Risk for Auto-Immune Disorders in Patients with Celiac Disease. Gastroenterology 1999; 117: 297–303.

73) George J. Kahaly et al. Celiac Disease and Glandular Autoimmunity. Nutrients. 2018 Jul; 10 (7): 814.

74) Banin P et al. Regression of autoimmunity and abnormal glucose homeostasis in an adolescent boy with silent coeliac disease. Acta Paediatr. 2002; 91 (10): 1141–3.

75) Silforf SM et al. Remission without insulin therapy on glutenfree diet in a 6-year old boy with type 1 diabetes. BMJ Case Rep.2012 Jun 21; 2012.

76) Jannet Svensson et al. Potential beneficial effects of a gluten-free diet in newly diagnosed children with type 1 diabetes: a pilot study. Springerplus. 5(1): 994.

77) Butcher J. The distribution of Multiple Sclerosis in Relation to Dairy

Industry and milk consumption. The New Zealand Medical Journal. 1976; 83: 427–430.

78) Malosse D, et al. Correlation between Milk and Dairy Product Consumption and Multiple Sclerosis Prevalence: A Worldwide Study. Neuroepidemiology 1992; ll: 304–312.

79) Swank RL et al. Multiple Sclerosis in Rural Norway. Its geographic and occupational incidence in relation to nutrition. N Engl J of M. 1952; vol 246: 721–728.

80) Pryse-Phillips, W.E.M. The incidence and Prevalence of Multiple Sclerosis in New Foundland and Labrador, 1960–1984. Annals of Neurology 1986; 20: 323–328.

81) Reichelt KL, Jernsen D. IgA antibodies against gliadin and gluten in multiple sclerosis. Acta Neurol Scand.2004 Oct; 110 (4): 239–241.

82) Chris J.J. et al. Transglutaminase 6 antibodies are not yet mainstream in neuro-coeliac disease. Elsevier Digestive and liver disease 50 (2018) 96–105.

83) Marios Hadjivassiliou et al. Gluten sensitivity: from gut to brain. www.thelancet.com/neurology Vol 9 March 2010.

84) Mac Dougall. My fight against multiple sclerosis.www.direct-ms.org/roger.html

85) Embry AF. Multiple Sclerosis. www.direct-ms.org/

86) Matheson NA. Multiple Sclerosis and diet. Lancet 1974; oct 5: 831.

87) Hernandez-Lahoz C. et al. Sustained clinical remission in a patient with remittent-recurrent multiple sclerosis and celiac disease gluten-free diet for 6 years. Neurologia 2009. April; 24(3): 213–215.

88) Cooke WT et al. Neurological disorders associated with adult celiac disease. Brain 1966; 89: 683–722.

89) Beversdorf D et al. A man with weight loss, ataxia, and confusion for 3 months. Lancet 1996; vol 347: 446.

90) Luostarinen LK, et al. Coeliac disease in patients with cerebellar ataxia of unknown origin. Ann Med.2001 Sep; 33(6): 445–446.

91) Turner MR et al. A case of celiac disease mimicking amyotrophic lateral sclerosis. Nature Clinical Practice Neurology.2007; 3: 581–584.

92) Brown KJ, Jewells V. Herfarth H, Castillo M. White matter lesions

suggestive of amyotrophic lateral sclerosis attributed to celiac disease. Am J Neuroradiol 2010 May; 31(5): 880–1.

93) Hyoju Ham et al. A case of celiac disease with neurologic manifestations misdiagnosed as amyotrophic lateral sclerosis. Intest Res. 2107 Oct; 1584): 540–542.

94) Gadoth A et al. Transglutaminase 6 Antibodies in the Serum of Patients With Amyotrophic Lateral Sclerosis. JAMA Neurol. 2015 Jun; 72(6): 676–81.

95) Kieslich M, Errauzuriz G, Posselt HG et al. Brain white matter lesions in coeliac disease:a prospective study of 35 diet treated patients. Pediatrics 2001 Aug; 108(2).

96) Bottiglieri Teodore et al. Homocysteine, folate, methylation, and monoamine metabolism in depression. J Neurol Neurosurg Psychiatry 2000; 69: 228–232.

97) Hallert C et al. Psychic disturbances in adult coeliac disease. III. Reduced central monoamine metabolism and signs of depression. Scand. J. Gastroenterol. 1982 Jan; 17(1): 25–8.

98) Hallert C et al. Improvement in central monoamine metabolism in adult coeliac patients starting a gluten-free diet. Psychol Med.1983; May; 13(2): 267–271.

99) Ludvigsson JF et al. Increased suicide risk in coeliac disease-a Swedish nationwide cohort study. Dig Liver Dis, 2011 Aug; 43(8): 616–22.

100) Engström G et al. Reduced cerebrospinal HVA concentrations and HVA/5-HIAA ratios in suicide attempters. Monoamine metaabolites in 120 suicide attempters and 47 controls. Eur Neuropsychopharmacol.1999 Sep; 9(5): 399–405.

101) Michele Pellegrino et al. Untreated coeliac disease and attempted suicide. Lancet 1995. Vol 346: 915.

102) Leszek Rudski et al. »Immune Gate« of Psychopathology – The role of Gut Derived Immune Activation in Major Psychiatric Disorders. Front Psychiatry. 2018; 9: 205.

103) Busby E et al. Mood disorders and Gluten: It's Not All in Your Mind! A Systematic Rewiew with Metaanalysis. Nutrients.2018 Nov 8; 10(11).

104) Pynnonen PA et al. Gluten-free diet may alleviate depressive and be-

havioural symptoms in adolescents with celiac disease: a prospective follow-up case-series study. BMC Psychiatry 2005; 5: 14.

105) Dickerson F et al. Markers of gluten sensitivity and celiac disease in bipolar disorder. Psych Res. (2012) 196: 68–71.

106) Buscaino V. Patologia extraneurale della schizophrenia. Acta neurol. (1953)8: 1–60.

107) Dohan F.C. et al. Relapsed schizophrenics: Early discharge from the hospital after cerealfree, milkfree diet. Am J Psychiatry 1973; 130(6): 685–688.

108) Lorenz K. Cereals and schizophrenia. Adv Cereal Sci Technol 1990; 10: 435–469.

109) Eaton W.W. et al. Association of schizophrenia and Autoimmune diseases: Linkage of Danish National Registers. Am J Psychiatry 2006; 163: 521–528.

110) Chen S J, Chao YIL, Chen CY, Chang CM et al. Prevalence of autoimmune diseases in in-patients with schizophrenia: nationwide population- based study. Br J Psychiatry. 2012 May; 200(5): 374–80.

111) Benrose ME, Nielsen PR, Nordentoft M, Eaton WW, Dalton SO, Mortensen PB. Autoimmune diseases and severe infections as risk factors for schizophrenia: a 30-year population-based register study. Am J Psychiatry. 2011 Dec; 168(12): 1303–10.

112) Dickerson F. The mikrobiom, immunity, and schizophrenia and bipolar disorder. Brain Behaviour Immun. 2017 May; 62: 46–52.

113) Müller N, Myint AM, Schwarz MJ. Inflammation in schizophrenia. Adv Protein Chem Struct Biol. 2012; 88: 49–68.

114) Karlsson H, Blomström Å, Wicks S, Yang S, Yolken R, Dalman C. Maternal Antibodies to Dietary Antigens and Risk for Nonaffective Psychosis in Offspring. Am J Psychiatry 2012; 169: 625–632.

115) Dohan F.C. Coeliac disease and Schizophrenia. BMJ 1973; 51–52.

116) De Santis A, et al. Schizophrenic symptoms and SPECT abnormalities in a coeliac patient: regression after a gluten-free diet. J Intern Med 1997; 242: 421–423.

117) Poloni N et al. Gluten encephalopathy with psychiatric onset: a case report. Clin Pract Epidemiol Ment Health 2009; 5: 16.

118) Regland B. et al. Homocystinemia is a common feature of schizophrenia. J Neural Transm (Gen Sect) 1995; 100: 165–169.

119) Samaroo D, Dickerson F, Kasarda DD, Green PH et al. Novel immuneresponse to gluten in individuals with schizophrenia. Schizophr Res. 2010 May; 118(1–3): 248–55.

120) Torrente et al. Small intestinal enteropathy with epithelial IgG and complement deposition in children with regressive autism. Mol Psychiatry 2002; 7(4): 375–382.

121) De Magistris L, Familiari V, Pascotto A, et al. Alterations of the intestinal barrier in patiens with autism spectrum disorders and in their first-degree relatives. J Pediatr Gastroenterol Nutr. 2010 Oct; 51(4): 418–24.

122) Whiteley P et al. A Glutenfree Diet as an Intervention for Autism and Associated Spectrum Disorders: Preliminary findings. Autism 1999; vol 3, N 1: 45–65.

123) Hsu CL, Lin CY, Chen CL, Wang CM, Wong MK. The effects of a gluten and casein-free diet in children with autism: a case report. Chang Gung Med J. 2009 Jul–Aug; 32(4): 459–465.

124) Genuis SJ, Bouchard TP. Celiac disease presenting as autism. J Child Neurol. 2010 Jan; 25(1): 114–119.

125) Egger J, Carter CM, Graham PJ, Gumley D, Soothill JF. Controlled trial of oligaantigenic treatment in the hyperkinetic syndrome. The Lancet March 1985: 540–545.

126) Carter CM, Urbanowicz M, Hemsley R, Mantilla L, Strobel S, Graham PJ, Taylor E. Effect of a few food diet in attention deficit disorder. Archives of Disease in Childhood 1993; 69: 564–568.

127) Pelsser LM, Frankena K, Toorman I, et al. Effects of a restricted elimination diet on the behaviour of children with attention-deficit hyperactivity disorder (INCA study): a randomized controlled trial. Lancet 2011; 377: 494–503.

128) Pelsser LM et al. Diet and ADHD, Reviewing the Evidence: A Systematic Review of Meta-Analyses of Double-Blind Placebo-Controlled Trials Evaluating the Efficacy of Diet Interventions on the Behaviour of Children with ADHD. PloS One,2017 Jan 25; 12(1)

129) Antonella Fattoruso et al. Autism spectrum disorders and the gut micro-biota. Nutrients 2019, 11(3), 521.

130) Kang W et al. Long-term benefit of Microbiota Transfer Therapy on autism symptoms and gut microbiota. SciRep. 2019 Apr 9; (1): 5821.